人體內證觀察筆記

臟腑觀察篇

上冊

長安無名氏——著

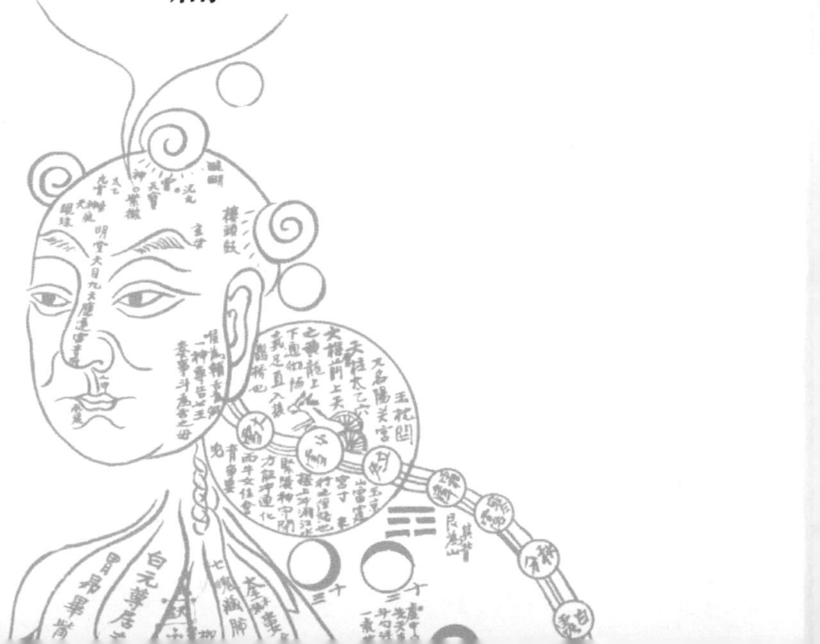

【推薦序】

內證，就是身心不斷淨化的過程

《思考中醫》作者 **劉力紅**

內證的概念是在寫作《思考中醫》的過程中提出來的，當初的因緣是基於對中國文化裡有無實驗這一問題的探討。因為當時有人提出中國文化裡缺少實驗，而實驗是提供科學依據、科學證據的重要元素。如果缺少實驗，那就意味著中國文化（這裡主要指傳統文化）能夠做為科學依據和證據的東西沒有了。一門學問、一個文化如果缺少證據，那是多麼可怕。這也許正是近些年來，有不少聲音在說中醫不科學的重要原因。

中國文化裡有實驗，這應是毫無疑問的。只是這個實驗的內涵、形式、地點都與現代科學不同。現代科學的實驗有固定的場所，謂之實驗室。實驗室都在主體（人）之外建構，透過這些外在實驗室的工作提供一系列的科學證據和科學證明。所以這個過程從某種意義上來說，可以謂之「外證」的過程。反之，中國傳統文化的實驗不同，這個過程不在主體之外進行，而是透過主體自身心身的鍛鍊漸漸獲得。從這一意義而言，這個過程可以稱之為「內證」。

「證」是什麼？「證」意味著真實。當然這個真實有精粗之別。證為什麼意味著真實呢？因為是親「眼」所見，是親「身」經歷。我們可以姑且從證的造字來品味其意義：證的右部為登，左部為言。

登者，升也，進也。最直接的意義就是登高，登高可以望遠，可以見所未見；「欲窮千里目，更上一層樓」，即為此意。登之於外、於遠則為升也，於內、於深則為進也。隨其升進之不同，則所見不同，所歷、所驗也不同。將此所見、所歷、所驗，表之於言，以為大眾所能會意，即為證也。

因此，在證境圓滿之前，「證」其實就是一個自我身心不斷升進的過程。正因為隨著升進的不斷深遠，都是沒有升進到這個境地的人之所未見、所未歷，所以很難保證，此見此歷均能表之於言，均能為大眾所會意。愛因斯坦在《藝術體驗與科學體驗有何共同之處？》一文談到：「如果世界不再是寄託個人企盼的場所，我們能夠身為自由人面對世界，欣賞它的美麗，不斷探索和觀察，這時我們便進入了科學和藝術的領域。如果用邏輯的語言描繪我們看到和體驗到的，我們便在從事科學研究。如果這些東西是透過形態傳達的，這些形態之間的聯繫不能為有意識的思想所理解，但從直覺上又是有意義的，這時我們從事的便是藝術。兩者的共同點是全身心的奉獻，這種奉獻超越個人的關注和意志。」而證其實正涵蓋了愛因斯坦所說的科學和藝術。

從這一角度，我們可以說，中國文化以及中醫是由內證這條路走出來的科學和藝術。依此為鑒，中國文化的每一成就，它的每一理念，甚至是每一句話，都浸染著內證的成果。《黃帝內經》如此，《論語》又何嘗不是如此。儒家的最高境界是君子，君子體仁，君子安仁，仁者愛人。若無內證的功夫，若無身心的徹變，若未剷滅分別，證得平等，何能仁者愛人？

所以內證，更平實地說，其實就是身心不斷淨化的過程。隨其淨化，自能透現真實；隨其清淨，自能映照天地萬物。值長安無名氏《人體內證觀察筆記》於台灣付梓之際，聊作數語以為隨喜！

辛卯二月十九於南寧青山

【作者序】

救命、續命：現代人的當務之急

長安無名氏

這本書在大陸出版已經一年多了，好評是絕大多數，反對的也有，有人甚至於講我是「妖言惑眾」。還有些朋友說，讀不懂。當然這是謙虛了。我只是感覺，我的「妖」言還不夠強。如果這是妖，我要一妖到底。眾生多被虛假和污染洗腦，當下的棒喝太少了。

在台灣出版本書之前，我想來講一下這本書寫作的原因。你就是不讀這本書，也一定要記住我講的這四個字：「救命」，還有「續命」。

我的老師給我兩個字做這本書的標準：「救命」。救誰的命？大家，也包括我自己。我們生活在一個高度虛擬（也就是虛假）及高度污染的時代，物質高度豐富，生命高度垃圾化。所以我們每一個人，必須從內心出發，去尋找救度自己生命的最好辦法。拿什麼救命？西醫，當然是好東西，好東西都是有巨毒的，不能多吃。只是我們看清楚了嗎？我並不反對善用西醫。現在好多人，死都不知道是為什麼、怎麼死的，實在是可悲可嘆！西醫在這方面幫不了我們。對於救助我們，講到深處，講到深心，西方文明的力量太弱了，弱到最後，全是荼毒。

真正能救助我們，讓我們有一個健全快樂的生命，賦予我們的生命以崇高的價值和意義的，是我們老祖宗傳下來的文明。我們必須回去，沒有選擇。靈魂兮，歸來！救我們自己的命，也就是救我們優秀文明的命。

說到「續命」。這是我專門給年輕人，特別是中年人、老年人講的。生命是無價的，再多資本也換不來生命。真正智者積來財富，全是為了給眾生續命。我們必須活得夠長，才能享受人生，做好我們想做的事情。天天有病，天天不健康，天天煩惱，天天面臨著死亡，拿什麼來續命？

我們的文明講究大醫，最大的醫生，不是穿白大褂的大夫，而是黃帝、老子、佛祖、孔子這些人，其次才是醫聖等。正規的醫，還在術的層次。我們祖宗留給我們救命和續命的主要東西是這些：

- 信仰
- 仁義禮智信
- 善根
- 天人合一：自然之道和人道。探究生命的本質。
- 性命雙修：佛道儒等基本的修習。就是在人生中不斷學習，不斷淨化和修理自己的身心，不斷臻於至善。
- 武術、導引、瑜伽等。
- 講病（以王鳳儀老先生為代表）
- 中醫：按摩、灸、針、藥等。
- 食療和湯療
- 家國和行道

上面這十條，是人類最大的救命和續命方法，也是最科學的方法。學習其中哪一種，都可以讓我們進入救命和續命的法門。

我的孩子在離台灣很近的一個大學讀碩士，整天在實驗室泡著，已經成了實驗室的奴隸。目前這些年輕的孩子們，讀的書堆起來，比他自己的個頭還高。但一旦有病，他半生所學的這些所謂的知識和高科技，對他幾乎一點用也沒有，只能坐以待斃，或者坐等化學藥物、放療、刀具的折磨。這時候你才發現，生命需要的東西，他一點也沒有學。這正是當下人類面臨的荒誕。類似這樣的悲劇，我看多了。在內地，我的讀者中年輕人很多。我希望年輕一代的朋友，也能返祖歸根。

生活在這個時代，我們必須有一雙孫悟空的眼睛，否則我們就會被真正的、打著所謂科學旗號的妖給拐賣到山洞中去。我們必須當下就放下我們對自己生命的無知，馬上放下，好好關愛自己。我們已經到了必須強迫自己停下那些怪誕的事，好好關愛自己的時候了。在很多情況下，我們已經進入了自殘的時代。

這個殘害我們的妖魔鬼怪，就在我們每個人的大腦和心中。降服這些妖的法寶，祖宗傳給我們的法寶，就在那放著，等待我們去取去用。像癌症、猝死等各種疾病，用我們祖宗留下的法寶，是可以預防的。生命用我們祖宗的方法，是可以自然延續，快樂地活到天年。

我們是一群心靈已經被毒害殘疾的人。現在要回來學習祖宗留下的優秀文明，一定是很快樂，但一定也很艱難。自己修理自己，把自己修理成像佛、老子、孔子、基督這樣的一類人，當然不簡單，可說是世界上最難的事，但把我們的心靈修習成和他們一樣，並不困難。聖人們都說，我們和他們一樣，一切俱足。而且學習這些救命續命的法寶，就真的和唐僧帶著孫悟空、豬八戒去取經一樣，九死一生，飽經磨難，苦難是人所未經，但快樂也是人所未經，那是人生最大的福報啊。

各位兄弟姐妹如果讀了這本書，記得了「救命」和「續命」這四個字，那就是讀到了精髓所在。那就帶著你的孫悟空和豬八戒，騎上你的白馬，出發吧！

目次

◈下篇◈神奇的太極器官與五臟

【前言】

出版這本書的緣由與意義

這個前言，我已經寫了不下十個版本。最後，還是決定單刀直入，一切圍繞一個「真」字來說話。

一、這本書寫什麼？

這本書寫的是中醫對人體解剖的認識，所以原來書名想要叫《中醫解剖學》。中醫有自己的解剖學，未來會成為一門專門的學問。未來的中醫解剖學到底是什麼，則需要科學家及醫家的共同努力，但內容只會比這本書中所寫的更加複雜和廣大。限於作者的水準，本書對中醫解剖學所述，還是支離破碎、不成體系的，還只是霧裡看花。但是，我希望能在這本書中畫出中醫解剖學最簡單、最基本的輪廓。

中醫解剖學的輪廓是什麼樣子？

西醫看的，是人的肉體；而中醫所看的，是人另外一個客觀存在的身體和生命。中西醫所看的人，兩者是絕對統一，又完全不是同一回事。就好像一個人，有兩個身體。一個人，除了他的血肉、骨骼、基因以外的東西，全是中醫解剖學研究的內容。另外，整個宇宙，古人認為和人的生命有直接關聯，也都是中醫解剖學研究的對象。

中醫解剖學所述，是古代中華文明的精髓，我們無論如何都要弄明白。簡單來說，我們每一個人，都有肉體、陰陽體及空體這三個身體。肉體大家都知道，西醫已經把肉體解剖到極端了。我們所要探索的是陰陽體及空體，而這兩者只有仰賴中醫的解剖學及內證。

二、內證

「內外有別」古有明訓，在科學上也一樣。

內證是中國古代科學家及讀書人一種普遍的能力素養，和現在的科學家人人會用電腦是一個道理。內證特別是道、佛、儒三家所使用的一種古代的科學觀察、試驗方法。修道和養浩然之氣、中醫的長期實踐與學習，到了較高的程度，都能夠獲得一定的內證水準。在中國古代，內證是研究中醫基本原理、探索中醫解剖學的重要方法。

內證的水準和能力，相差很大，以筆者自己來說，只有最基本、最差一級的水準。所以我若講得有所出入，誠請批評。從本質上來講，內證只是一種客觀理性的科學觀察。只不過觀察的對象和觀察所用的工具，當代科學還在探索中。未知不等於神祕，玄學不玄，只是複雜，只因為人類還不瞭解。

我從來沒有想到過要學習內證。只是因為生病，久治不癒，後經中醫治好，才感覺到需要學習瞭解中醫。因為恢復身體的需要，才拜師學習道家的養生術。偶然對內證有點領悟，全歸功於老師的口傳心授。叩謝我的恩師！

至於講到老師是如何教我學習的，最重要的，當然是老師的口傳心授。口傳心授這種方式所蘊含的大智慧，當代是嚴重低估了——沒有口傳心授，如何成就中華文化？此外，我的老師也教我幾個原則：

第一是要讀經：當然是反覆、熟讀最重要的經典，我讀最多的是《道德經》和《心經》。經典是人生及人類的路標。第二是做事：在生活工作中實踐，這是最難的。第三才是修行：在修行這一項，老師講，一要清靜，這難；二是誠，誠則成也；三是精，要超越自己，精益求精；四是大壽，要為天下人的共同幸福努力。

三、內證和口傳心授的內容是什麼？

我的老師口傳心授和我所內證到的主要內容，包括三個方面。

第一是關於道德，關於仁義禮智信。我們的祖先深信，生命就是道德，沒有道德，生存沒有意義。有了道德，文明才能生存，才能戰勝一切困難和敵人，才能獲得最後的勝利，才能和諧。《黃帝內經》提到，宇宙凝聚在人體和人生命中的東西，就是道德。最直接的一點，中醫解剖學認為，人的生命本身就包含著道德，人的五臟六腑能夠產生道德。不道德就是真病。

第二部分內容，是關於宇宙自然的知識體系。我們的祖先為我們描繪了另外一種宇宙，另外一種宇宙和生命的關係。拿我們祖先從原始社會傳承下來、關於宇宙自然的知識體系，來和當代科學的知識體系對照，我們會發現，在很大意義上，人類的進步很小很慢。筆者不是否定人類文明在近八千年來的大幅進步，只是兩相對照下，覺得進步太小。距離八千年前我們祖先的期待，還差得太遠。讀者讀完後可以自己思考這個事。

第三個內容，是關於人。其實最重要的內容，就是關於人，關於人類的歷史，關於生命的奧祕，關於人體的知識。

我們的祖先下了如此大的功夫，從原始社會讓我們一代一代傳承下來，所要傳承的關於人類生命的內容究竟是什麼？

我的老師說，我們祖先傳承的生命知識：其一是我是誰？其二是人類和我自己是從哪來的？其三是人類要到哪去？還有，我們的父母為什麼要生下我們？生命的真實面貌是什麼？等等。這些知識，在中國古代是由老師口傳心授後，學生各自內證。而在現代世界，則是哲學家和歷史學家的事。

四、內證的歷史特點

在中國，大約從伏羲氏開始到現在，內證至少已經有八千年以上的歷史。

在這八千年中，內證最大的歷史特徵，就是一代一代（我們的祖先和先聖們）從各個層面不斷地對人、生命、宇宙進行各個角度的內證。每個時代，都有極高水準的聖人進行內證。甚至可以說，中國歷史上沒有不進行內證的聖人。這個結論的證據太多了。

本書所要講述的主要內容，是關於人的生命和人類生命所依存的這個大宇宙，在這八千年的每一個歷史時期，都曾經被先聖們反反覆覆地進行了無數次的內證。同樣一個技術細節，在伏羲氏時代，內證過；神農時代，內證過；黃帝時代，內證過；周文王時代，內證過；老子和孔子時代，內證過；漢代內證過；唐代內證過；宋代內證過；明代內證過；清代內證過；現在，我們也同樣內證過！

所以，在我心目中，理想的「中醫解剖學」的每一項內容，都是經過無數代先聖們無數次內證過的東西，是絕對客觀的東西。在學習中，我無數次為這種歷史的傳承而感動落淚。曾經有一段時間，我講最多的幾個字是：「祖宗不吾欺也。」因為你和我的老祖先講的，全是真話。

最能代表內證這種歷史特徵的，當屬《黃帝內經》。這本經典，是內證的結晶。

五、內證和當代科學技術

中國古代把對一個事物的證明，分為內證和外證兩大類方法，並因此把數學這樣抽象的東西，也分為內數和外數兩大類。內外證有很清楚的區別，但內外證又絕對合一，這就是中國古代科學的本質。

我們可以這樣說，沒有當代科學技術，就不會有這本書。和我們祖先內證內容最接近的，還是當代的科學技術，尤其是尖端技術。未來人類的尖端技術，一定會出現和我們祖先的內證內容漸漸融合為一的趨勢。內證跟科學技術並非背道而馳，而且，如果能以當代科學技術作為內證的外證技術，那麼一定會發展成為內證最重要的技術支撐。內證，還有可能會糾正科學技術的發展軌跡。

六、我是誰？

向讀者簡單介紹一下我自己。

筆者出身於一個長期在農村學校工作的教師家庭，自己也下過鄉，當過老師，還曾長期從事涉外工作。一九七七年考上大學，受過基本的科學和人文教育，一直喜好自然科學和中國文化歷史。二十歲前後，曾經是西方文藝復興時期及以後科學與藝術大師們的崇拜者，也曾經系統地研究過西方歷史、文學，大學畢業論文，寫的就是西方荒誕派戲劇。在國外旅行期間，最大的愛好就是欣賞西方油畫。可以說，我算是一個有基本科學和文化素養的人，甚至於自認為，和大多數中國人比起來，自己算是個西化很嚴重的人。

這樣的一個人，為什麼會寫這樣的一本書？為什麼會對這樣看似老掉牙、又腐又臭的事情感到興趣？這要說起一九八〇年代中期，我因為工作而得了一個不大不小的病。求遍了本地最有名的西醫，病不但沒治好，而且根本就沒有查明病因，越病越嚴重。後來偶然遇到我的堂哥——他是中醫，十二歲就跟家族中一名老中醫學習，他只用了不到兩分鐘的時間，就精確地診斷出我的病，並進行了有效治療。隨後，我又用了數年時間學習道家和中醫的調養方法，恢復自己的身體。在這個過程中，認識了我的老師，正式拜他為師，跟他學習，並開啟了我後來對中國文明的皈依之途。

看來，疾病是認識和尋找真理的捷徑。對生養自己的文明和真理、道德，無所皈依、不懂珍惜，就是一種病。一個人既然歸屬於一種文明，遲早都得找到回去源頭的路，只有自己所屬的文明，才能拯救你自己。學習其他文明，當然也很重要。但是若學習了人家，就變成了別人，怕是畫虎不成反類犬了。

我開始學習之初，只是因為生病、好奇。因為天生叛逆，在學習過程中，我經歷了無數次的否定、掙扎，無數次否定自己學習的真實所得，無數次質疑所見所聞的真實性。

所以，親愛的讀者們，當你們翻看此書時同樣也會有一樣的感受：從否定開始。但記住，只有叛逆，才能傳承，也才能壯大。

七、我是用什麼世界觀來寫這本書的？

我最反對迷信。

我從小受辯證唯物主義及歷史唯物主義教育，一直到現在，我受到的還是這樣的教育。要我用其他世界觀來看歷史，我沒有其他能用的世界觀，只此一條。不論我自覺不自覺、願意不願意，我看待任何問題，當然用的都是辯證唯物主義和歷史唯物主義。也正因為有這種世界觀，我覺得我更能理解創造我們文明的祖先和我們祖先的內證。

我的老師曾經提過他的尊師，是清朝道士和中醫，他的老師們都是帶著清朝人的科學水準、思想水準，來學習、認識及傳承老祖宗的知識體系的。他所傳授給學生的，也主要以清朝所傳承下來的知識為主。而清朝的東西，當然源自於明代，明代又傳承自唐宋，唐宋取自秦漢，秦漢取自夏商周，再向上找，源頭就到了黃帝、神農、伏羲氏……。這不是一個歷史的遊戲。在內證和外證的各種文獻紀錄和文物中，證據像大山一樣多，至少也可以一直上溯到伏羲、女媧。每一代學習者，都會結合他所在時代的精神，學習祖先所傳下來的知識。老師說過，我們學生要善用當代人的思想、技術，來學習祖宗的知識體系。

在學習探索中我也發現，一個時代的人對老祖宗傳承下來的知識體系的理解，雖然主體上會一致，但還是會因人而異，出現不同的解釋和看法。所以，今天我們傳承祖先留傳下來的知識體系時，就會用一種比較科學、理性及全球化的觀點來進行學習和理解。

八、我為什麼要寫這本書

我寫這本《人體內證觀察筆記》的初衷，是因為對生命的傷痛和哀憫。看到現代醫學和醫療體系的很多不足，我希望能透過對中醫本來面貌的探索，多少能幫助到那些為生病所苦的患者及下一代孩子。我的親友中就有人因為一點小病痛，年紀輕輕的就死在醫院裡。我也看到不少患者，在痛苦的疾病中掙扎。我們的世界，原本不該是這個樣子。

所以我希望透過這些粗糙的文字和圖畫，對於正在學習中醫和中國傳統文明的年輕一代有點助益，讓他們對人類的一切多幾分懷疑，多幾分批判，也多幾分好奇。希望能為中醫做一點點小事，借此償還我欠中醫的宿債。同時，也希望西醫們不要再認為自己才是唯一的真理，可以看出手術刀和基因的偉大與渺小。

九、手稿與客觀性

本書的主要內容，是筆者在老師教誨及幫助下，於二〇〇七年春天到二〇〇八年夏天的觀察記錄；還有少部分內容，是筆者對一九九〇年代的觀察。

老師所傳授的精神，一是求實，二是客觀，三是存真，四是苦幹。筆者不敢違背老師所傳，一切盡最大能力求真，真實觀察、照實記錄及繪製，一切都力求客觀。書中的文字，特別是上篇，主要是根據學習及觀察內容歸納總結寫成的。書中所附的繪圖，只要是觀察所得，都是在觀察當時先用文字記錄下來，再轉換成製圖說明，再交給繪圖員繪圖，前前後後經過了近十次的重修校正。內證觀察需要極為複雜的條件，需要天時、地利及人和的配合。有些觀察內容可以重複，有些觀察內容則很難重現。然而，所有在《人體內證觀察筆記》出現的細節觀察，都是極為精確而真實的。

此外，關於本書作者的署名「長安無名氏」，一方面是由於書中所述內容部分來自老師的教誨（正確來說，應該是源於無數代先聖的內證），因此不敢貪天之功，竊為己有，我只能算是個真實故事的講述人。二方面是我的老師一向以謙隱為德，何況我無德無能，如何署以真名呢?!

上篇

什麼是內證

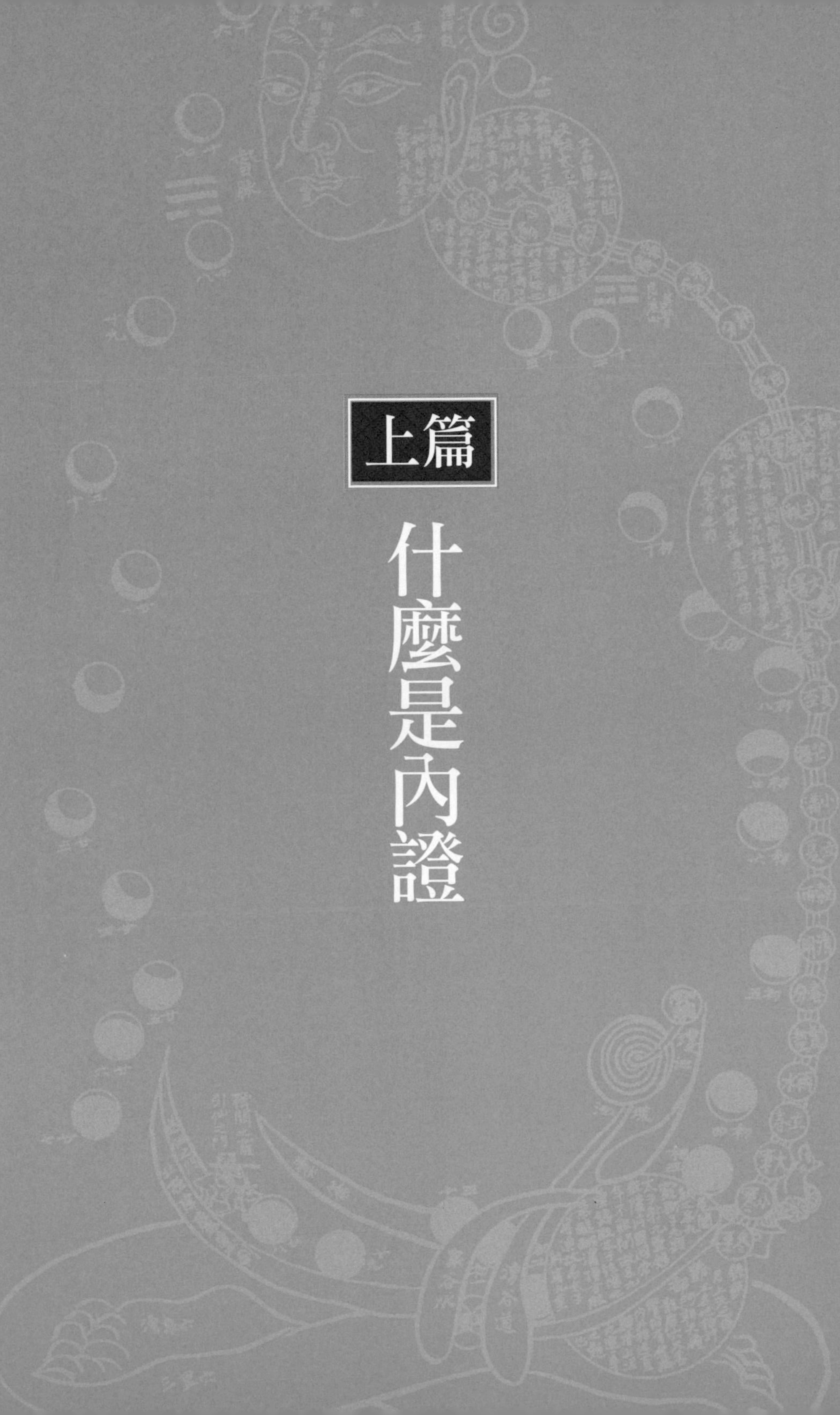

【卷一】◆

尋找內證

內證並不神祕，在中國古代，內證是一種修道的工具和方法，是有志之士為了認識宇宙、生命，為了不斷超越自我、完善道德修養水準，為了促進人類社會的共同進步，最經常使用的一種探索、觀察及求知方法，而不是目的。以下會分層介紹內證的各個面向。

先從一個有趣的故事講起

下面三張圖，是我從一位德高的老師聽來的。他講的是一位肺癌患者，肺癌已經是末期了，一流頂尖的醫院已下達最後的判決書，不必住院，回家等著吧！用不了幾個月，死神就會降臨。病人當然不甘心，西醫的、最現代的，已經全用盡了。他聽人講這位老師德高道深，就放下生死，來向這位老師學習道。哈哈，這樣一個病人，可謂是佛家所講的「放下屠刀，立地成佛」，悟性很高。

這位有道的老師，教了他一些自己學習和鍛鍊的方法，包括特殊的呼吸法、運動法及心理法。這些獨特的方法，正常人是不能用的。

過了三年，這位肺癌患者仍然活得好好的，不但能堅持做一些正常人也難以做到的運動，還完全能自行料理自己的生活。後來他再前往給他下最後通牒的醫院檢查，醫生也嚇了一跳，以為認錯人了。

圖1-1就是這位患者脫落的肺癌空體結構。用西醫的任何方法，現在仍然觀察和拍攝不到這個空體中的肺癌結構。這張圖，是用道家內觀的方法觀察到的。內觀，就是內證。

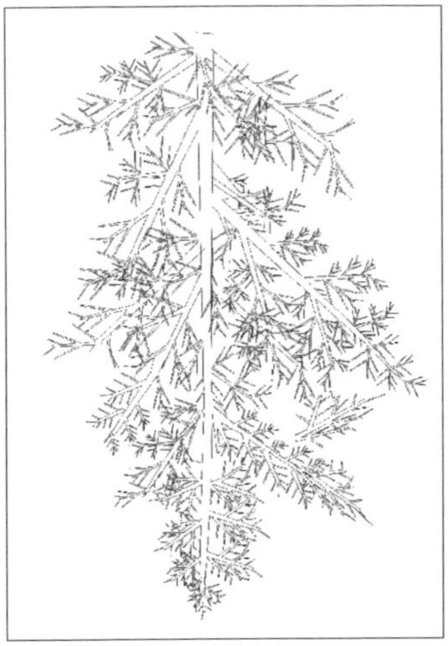

圖1-1 肺癌患者空體中的肺癌結構圖。

圖1-2是老師跟我講這件事之後，另一位師兄對這位肺癌患者治療過程的一個分析及認識，當然還是局部的。圖1-2表示患者空體中有肺癌結構，在患者的大腦中，也有相應的大腦空體中的肺癌網絡。大腦空體中的肺癌網絡，和空體中的肺癌結構直接連為一體，甚至可以說是同屬一個東西。

圖1-3表示的是，當患者經過長期學習傳統的道教養生方法之後，在行為、思想上糾正自身的不當，懺悔人生錯誤，在一定條件下，大腦空

體中的網絡脫落死亡，並和肺癌的空體結構斷開。這時可以說，患者的肺癌已經得到初步治癒。

要觀察、瞭解、研究及分析患者治療自己的這整個過程，也是需要內觀的。這是最基本的東西。

人類罹患癌症的原因比較複雜，主要原因有三。其一，是外界傳遞給人體一些癌症物質；其二，是人的精神、心靈情緒產生了癌症形成所需要的條件，比如生氣、煩惱、長久的壓力等等；其三，是現代科學給我們創造的種種污染。這幾種東西，如果結合在一起，在我們身體內形成毒性極為嚴

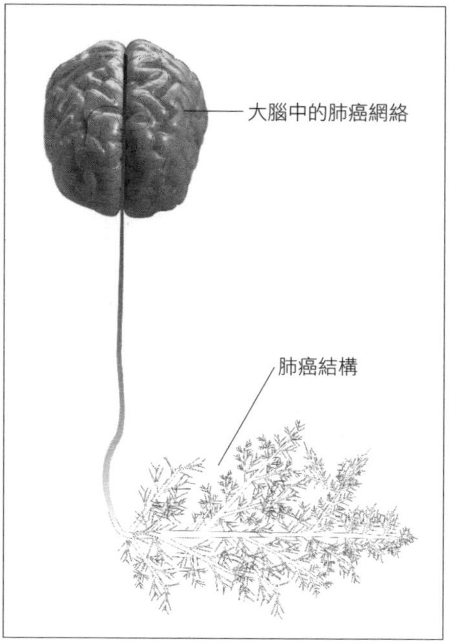

圖1-2 空體中的肺癌結構和大腦空體的肺癌網絡示意圖。

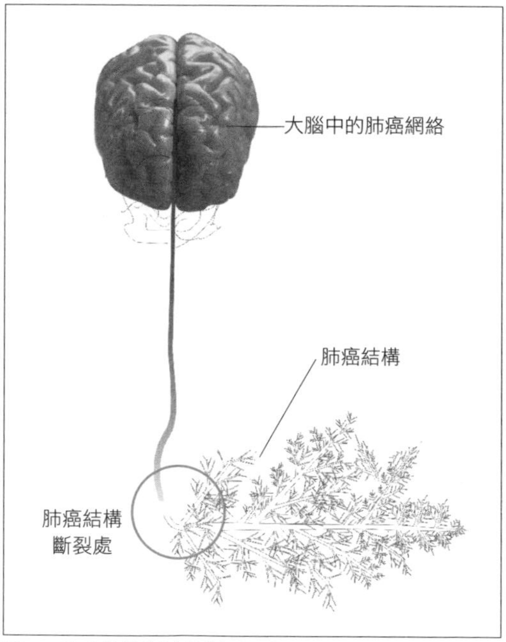

圖1-3 肺癌結構脫離落斷裂示意圖。

重的淤積，就會成為癌症。一些著名中醫所講的癌症陰毒等等，在內證中是可以實際觀察出來的。

內證不是技術

這是內證自身存在的一個正確悖論。內證在探索物質運動規律和本質這一層次，和科學具有同樣的性質。

但與現代科學技術最大的不同點，在於內證在中國古代不是技術，只是道德的產物。或者內證本身就是道德。如果沒有道德，談內證，那是根本不可能的。道德，是進入內證的第一把鑰匙。關於無物質最重要的著作，就是老子的《道德經》，這本書也是道家最重要的三本經典之一。我的老師曾經用十天的時間，專門來講《道德經》第一章。這本經的名字，就是我們現在理解內證的一個路標。《黃帝內經．靈樞》說：「天之在我者德也」，反過來說，一個人沒有德，他也就沒有天。無法無天，就是瘋狂，不得長久。

學習中國古代的生命科學，包括內證，確實需要一定的物質基礎。但這不是最重要的。除了本人的誠心、意志，除了法財侶地❶以外，首當重要的，就是一個學習者的道德。佛要追求的境界是普度天下一切眾生有靈；道傳宇宙有德有道之士，追求的是人類最高的生存境界，追求的是宇宙間最根本的客觀真理，目的仍然是傳承我們的文明，讓人類超脫無窮的愚昧；而儒家則是要「為天地立心，為生民立命，為往聖繼絕學，為萬世開太平」。就是在現代商品經濟發達的美國，仍然有如佛如道的聖人者流，把巨額財富捐給社會最需要的人；在中國則有雷鋒❷，均是有道有德的聖人。

所以，內證不是現代科學技術意義上的東西。內證，不光是修道的結果，也是一種對天下的責任、一種犧牲、一種捐棄。只為一己之私，是沒有辦法利用內證、學習內證的。那些為了個人欲望而污染地球生存環境的人，看不出他們的道德何在。看看一條條污黑的河流，一輛輛車後排著有害氣體的汽車，污染河流和空氣的人們，應當放下你們殘害大眾的屠刀了。

因而，內證最大的標準，也是最重要的標準及最後一條標準，那就是「道德」二字。內證是道德的產物，要想學習和研究內證，必須盡可能做到「道德」二字。

當我們不經意帶著強烈的物質欲望來探索內證時，內證實際上離我們越來越遠。難道上天不認得錢？

有和無

談到中西醫所觀察到的人體不同、生命不同，談到內證，都必須回到我們老祖宗研究宇宙的基本方法，回到我們現在科學研究的基本方法，以及回到我們人類研究宇宙萬物的基本方法。方法路線與觀察工具的不同，結果絕對不同。

如果想讀懂我們祖先留給我們每個人的文明遺產，必須先知道我們的祖先是如何看待物質的。這看起來極其複雜，但其實也很簡單，就是「有」和「無」這兩個字。

我們的老祖宗把宇宙萬物和生命物質，分成「有」和「無」兩大類。我們的祖先觀察到的人體，不僅僅具有「有」這種物質，更重要的還有一種物質叫作「無」。

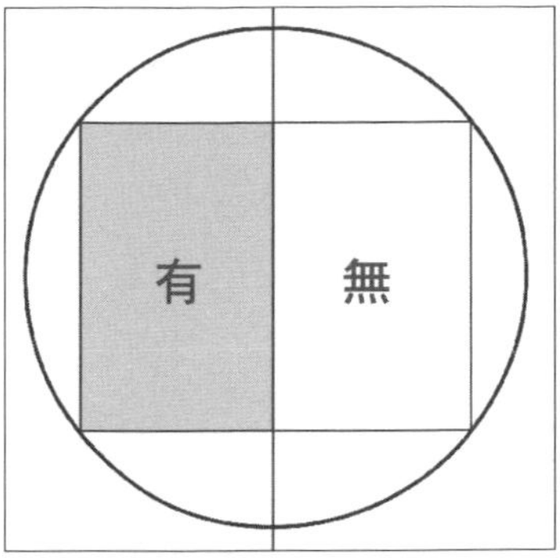

圖1-4 物質有無分類圖。

早在伏羲時代就已經充分認識到，人類是生存在一個極其複雜的宇宙和物質環境中。相反的，當代科學卻給了我們一個簡單的物質環境的概念。當然，簡單便於認知，但不能替代複雜。

先聖們把我們生存的這個物質世界，從用肉眼及所謂的「天眼」等能否觀察到這樣一個屬性進行分析，將之分為「有」和「無」兩大類。「有」這樣一類物質，平常肉眼就能觀察得到。我們每個人用眼睛和現代的科學儀器能夠看到的東西，全是「有」。「無」這類物質，需要用天眼等進行觀察。道家把人體中這種觀察無物質的眼睛，也稱為「天目」。天眼和天目這兩個名字，並沒有什麼神祕之處，其中「天」的意思，是指這種眼睛主要用來觀察遠距離的宇宙、星辰用的，天在這裡指的是宇宙，特別是遠距離的天體、宇宙。「眼」和「目」字，就是指眼睛，很平常的東西，人體天生就有。

鑒於宇宙物質的複雜性，我們的祖先，從本質與質的高低層次上進行分析，又把有和無兩大類的物質分為三層，古代人叫這三層為「三界宇宙」。

我們可以說，對「無」這類物質的觀察、研究和探索、利用，就是內證。經絡、穴位、大易、臟象、真氣等，中醫所看到的宇宙和人體，主要都是屬於「無」這類物質。你如果以為「無」是什麼也沒有，那就大錯特錯。「無」也是一種特殊的有，只是你用肉眼觀察不到罷了。「無」只是一種特殊的物質，《清靜經》講「無無也無」。無，是可以用內證方法觀察到的東西。

現代科學，已經從很多角度證明了先聖的觀點。例如基因，過去也是看不到的，細菌過去也是看不到的。古代的人用肉眼看不到的東西，現代的人們用科學儀器觀察到了，尋找到很多規律，進行發明創造，為人類造福。所以，有和無這兩類物質的概念，是相對的，不是絕對的。只不過，基因和細菌，還不是我們祖先所講的「無」這類物質。

你觀察到了，「無」對你就成了「有」；觀察不到，就是無。在中國古代，有跟無只是一種按物質觀察方法來區別的兩類不同物質的基本概念，只不過是物質種類概念，而不是哲學概念。「有」物質和「無」物質，代表著宇宙自然界最根本的兩大類物質，也沒有什麼抽象或神祕的意思。

在中國古代經典中，老子的《道德經》對有無進行了充分研究，講到有無最多。有跟無，也是中國傳統生命科學的基本和核心的兩個物質群體。

中醫運用更多的是「無」一類的物質。所以中醫這東西，不好學。因為無是肉眼看不到的，觀察不了無，悟不到無，不是中醫，最起碼不是好中醫。一個優秀的中醫，最基本的功夫，就是對無的認識。

西醫總是要把肉眼看不到的東西，轉變成用肉眼也能看到的東西。這其實挺好，只不過西醫看到的還太少。有和無，也是中醫和西醫的分界，是中西方文明的分水嶺。如果西醫把無物質全觀察到了，西醫也就把現在的自己否定得差不多了。

「無」的物質，和「有」的物質，規律不一樣。如何不一樣法呢？去讀讀老子吧！俗語說老子天下第一，如果你能反覆學習老子，我想老子一定會悄悄把他的大道講給你聽。

對「有」和「無」這兩大類直接有聯繫的物質，古代人是用生命實踐的方法來觀察的。「有」和「無」這兩種物質的研究，產生了不同的科學。用肉眼的、外證的方法去觀察，產生了西醫；而用內證、非只用肉眼來觀察研究，產生了中醫。不過中醫也有外證法，而且很重要。

內證用的五眼

內證、外證、科學實驗，按照佛祖的講法，必須要用到不同功能的五種眼睛。佛祖在《金剛經》中是這樣講五眼的，請允許我把佛祖的話翻譯得白話一些。

- **第一眼，人人都有的肉眼：**美和惡的觀察者，看到的是「有」。
- **第二眼，人人都有的天眼：**天眼能夠觀察有和無等多種物質構成的宇宙和生命。
- **第三眼，人人都有的慧眼：**具備無量的智慧，並且能夠身體力行，在人間實行智慧。
- **第四眼，人人都有的法眼：**能夠認識有、無等生命和宇宙物質規律，以至於真理。能自覺運用真理和規律辦事。
- **第五眼，人人都有的佛眼：**佛眼就是慈悲、平等、捨己救人，行大愛。

這五眼人人具有，所以內證也是人人能行的事。後四種眼，雖然每個人本自具足，人人都有，但是要經過艱苦學習修養才能用。

內證是什麼？

內證沒有什麼神祕的，在中國古代，內證是有志之士為了認識宇宙、生命，為了不斷超越自我、完善道德修養水準，為了促進人類社會的共同進步，所最經常使用的探索、觀察及求知方法。內證，是一種修道的工具和方法，而不是目的。

打個比方，古代的名醫華佗，他的醫術也是有老師教授的。他的老師教他認識中醫解剖學的方法，講經絡、穴位、五運六氣。而華佗要學習這些最基本的中醫知識，光會背《黃帝內經》是不行的。老師在傳他醫術的同時，還會傳授給他能夠在內證狀態下觀察經絡、穴位運動、觀察五運六氣隨時間運動的方法。漢代司馬遷在《史記》中記載，扁鵲獲得內證的能力，是他的老師給他吃了一種中藥。《傷寒論》的作者醫聖張仲景❸的內證功夫一方面是得自老師張伯祖的傳授，再加上受到瘟疫流行、家族死傷過多的刺激，自學並拜民間高師而獲得的。沒有高深的道德和內證水準，不可能創作出《傷寒論》這本書。不從內證的角度來探索，要徹底搞明白《傷寒論》這本書，也是絕對不可能的。稍對醫聖張仲景的方劑有所接觸，只能對他高超的內證水準，驚嘆高山仰止。天才往往不是因為他的智商比別人高多少，而是因為他要救助天下人的宏大志向。藥王孫思邈❹的內證功夫，是經過長期學習和修行，並向一位道行很高的僧醫道宣學習獲得的。據說有些中醫大夫，一生行醫，也有了較高的內證水準。

其實內證這東西，在古代沒有人會去專門學習。內證對學習者本人來講，是一個不斷超越自我的過程。有時這個過程可能很長。你看，「內」字是一個正方體中有個「人」字，是指一個人（你自己、本人）要身體力行，誰也不能替代你進行這檔事。你要做這事，上要頂著天，下要善護眾生。換句話說，「內」這個字，是說內證不僅在人的體內進行，體外的東西也是需要人內證的。再來看「證」字，有個「言」字邊，其實這個「言」，在古代指的是有信用、言而有信，講人是萬物之靈。那麼這個「證」，就是指一個人要用自己的生命、靈魂來進行實驗證明。孫悟空在老君的煉丹爐中煉什麼？就是煉孫猴子自己。

內證到底要證明什麼呢？我在前言中已經提到過這個問題了，現在從另一個角度來看內證，我想具有以下這三層意思：

一、超越自己，證明自己

首先這是一個學習中國古代生命科學、學習中醫的人，自己對自己的證明，用自己的生命來證明自己是個頂天立地的人、光明正大的人、一個真誠的人，一個雖然有可能犯了很多錯誤，但仍然追求真理和正義、公正的人。我們每個人都得用自己的方法，在我們歷代祖先的靈魂面前，證明我們是人。

所以內證最基本的，就是自己證明自己，自己修理自己，把自己的缺點改正，發揚自己的優點，淨化自己的身心。甚至於罪惡滔天的人，只要回頭，仍然能夠證明自己：證明自己是一個真正的人，無愧於人類的人，一個純粹和高尚的人。一個人，不論你願不願意、自不自覺，你都得用生命來證明你自己，這就是內證。

中國古代的文明，追求的是透過自身的努力得道成仙、成佛、成聖，拯救眾生。我們每個人自身，都具有和佛、仙、聖人一樣的身心條件，一切俱足，人人具有這種基本的條件。內證，從這種角度來看，是個人透過自己的努力，證明自己即身是佛、即身是仙、即身是聖人。證明自己，幫助並服務他人。

二、為了學習祖先傳承下來的文明

內證是為了學習中國歷史上我們那些偉大的祖先，創造出新的文明。內證的目的，不是為了天帝，不是為了崇拜。如果有崇拜，那就是崇拜和尊崇那些引導、教育我們的老師，以及崇拜和尊崇創造出我們文明的偉大祖先。師道尊嚴，崇祖崇聖，就是在這種崇高目標下形成的。

北宋大儒張載說：「為天地立心，為生民立命，為往聖繼絕學，為萬世開太平。」這段話最能代表中國古代聖賢所講的內證意思。這段話中有四層意思，現在看來也沒有過時：其一，是人要真正代表宇宙萬物，研究宇宙自然，創造技術，追求真理。其二，是為人民服務。其三，是傳承祖先的文明。其四，是為人類開創永恆的太平。

三、探索未知領域

生命和宇宙充滿無限的未知，內證在這方面，永遠是大有作為的。

劉力紅老師的「內證實驗室」

作為當代中醫的一個無畏探索者，劉力紅❺老師是了不起的。他在《思考中醫》所講的「內證實驗室」的內容，引起很多朋友不同觀點的討論。和內證的現實、內證在歷史上的情況比起來，這些爭論顯得挺好玩的！

劉力紅老師在《思考中醫》講的這個「內證實驗室」，是指中醫的內證。是不是真有劉力紅老師所講的這個「內證實驗室」？答案是肯定的。劉力紅老師用「實驗室」這三個字加在「內證」後面，只不過是為了方便大家理解。如果要講得更細，我想全名用「中醫的內證實驗室」才更準確。

我們老祖宗創造的這個「內證實驗室」有多大？我想各位朋友讀完這本書，自己會有答案。這個「內證實驗室」具體是個什麼樣子，如何理解？

全世界同一類同一種實驗室的儀器、設備，都大同小異；內證的水準，因人而有很大差別。就從最簡單的方面，談一些我對中醫「內證實驗室」的看法。

首先，內證能觀察到本書所講的中醫解剖學的內容，觀察到中醫所講的人、人的身體、人的生命結構，以及人的生命和宇宙萬物的關係，包括人的生命的「無」這一部分，如五臟的臟象等等。

再下來，觀察生命和宇宙運動規律。這個很重要。西醫的人體，看到什麼就是什麼，但中醫所觀察到的人的生命，絕對不是這樣，而是一個不停運動、變化的神器，比如經絡的運動規律、內數的運動規律等。

第三方面，觀察人這種生命的疾病。這仍然是在「無」物質條件下進行的觀察，當然會和「有」物質條件下的情況結合起來，內外證合一。在這種條件下，觀察疾病在人體網絡從零開始的衍生；觀察五運六氣在人體強行建立太極器官，控制生命運動的現象；觀察不經之氣強行與人體真氣連接的情況等。

第四方面，是觀察中西醫各種治療方法對人體和疾病的作用、產生的物質影響，以及其在人體生命「無物質」中的表現。我們可以這樣講，所有經方中的中藥、所有優秀的中藥、《神農本草經》中所有的藥，都曾經過我們祖先無數次的反覆內證和外證。不只中藥，化學藥物、基因藥物等所有藥物，在內證下都能進行觀察。所以，內證將來一定是全人類共有的法寶。

第五方面，需要特別指出的是，如果單獨把內證抽出來學習研究，內證本身也是一種極好的健身養生、發現疾病、治療疾病的有用東西。任何內證都包括了最基本的共同內容：反省、悔過、淨化心靈，以及按人體生命中「無」物質的運動規律來強健自己的身體，而這全是健身的方法。

劉力紅老師在這個時代提出「內證實驗室」的概念，具有特殊價值。不能用道德控制的技術，最終是害人的。內證如果能成為人類的技術，一定是代表著人類道德和技術的合一，用高尚的道德控制技術。

《黃帝內經》和內證

《黃帝內經》是不是內證的產物？

根據筆者的看法，《黃帝內經》確實是內證的產物。但《黃帝內經》是以內證實驗為主、外證實驗為輔的產物，是經過無數次的內證和外證實驗證明的產物，也是內證和外證合一的產物。要完全複製創造中醫及《黃帝內經》的先人曾經做過的內外證實驗，是極端困難的，甚至於幾乎不可能的。

我們現代人所做的一切內證，幾乎都可在《黃帝內經》、《神農本草經》、《傷寒論》中找到我們祖先探索時為我們留下的路標。問題是包括我在內，我們對《黃帝內經》讀得太少，瞭解太少，我們現在仍然無視祖先留下的路標。我們總是愛像無頭蒼蠅一樣亂撞，哼哼爭吵，不知還要進行到什麼時候。

所以，當代中醫如果在內證探索方面有所突破，我們應當記住這樣一個人，背後支撐他的則是古今中外無數沒沒無聞的中醫。這個人，就是劉力紅。

我的觀察筆記

喝了小柴胡湯後

觀察時間：二〇〇七年五月四日至九日，非連續觀察

觀察重點：小柴胡湯製造太極器官

【小柴胡湯組成】

- 柴胡12克
- 黃芩9克
- 人參9克
- 半夏9克
- 炙甘草6克
- 生薑9克
- 大棗12枚

小柴胡湯為二千多年前張仲景先聖所創，在中醫史上還有所謂的柴胡派❻。古稱柴胡開升門，可見柴胡在中藥的地位。下面幾張圖，是筆者嘗試用中醫「內證實驗室」的方法，對服用醫聖張仲景的小柴胡湯後的情況所進行的一次簡單觀察。下面文字是根據當時的觀察筆記，稍加整理而成。

1

二〇〇七年五月四日下午，買了好多新書，書重得幾乎提不動了。從下午開始讀，讀了七、八個小時，晚上十二點，覺得視力差、體力不支，但又想把幾本新書大致讀完。所以，就打開了一包小柴胡湯沖劑，用溫開水沖服。此時是膽經旺盛時間。十多分鐘後，感到視力和體力恢復，一直看到凌晨二時左右。（注：此包沖劑爲一家藥業公司生產，每小包十克重）

2

五月五日早上八點，觀察到約以胃經的太乙穴、膽經的日月穴一帶爲中心，在臍右稍上的位置，形成了一個直徑約四同身寸長（約一掌寬）的一個氣態的圓形太極結構在運動，顏色爲深墨綠色（見圖1-a）。我把人體內證觀察到的這種圓球眞氣旋轉運動的現象，稱爲「太極器官」，而服用中藥或中醫其他方法在人體產生的這種太極運動現象，則稱爲「臨時性太極器官」。不過，服用中藥後產生的這種現象，當時我還是第一次觀察到。沒有想到服用中藥會產生臨時性太極器官，在此之前，我從未觀察到過這種奇特現象。後來在未用中藥的情況

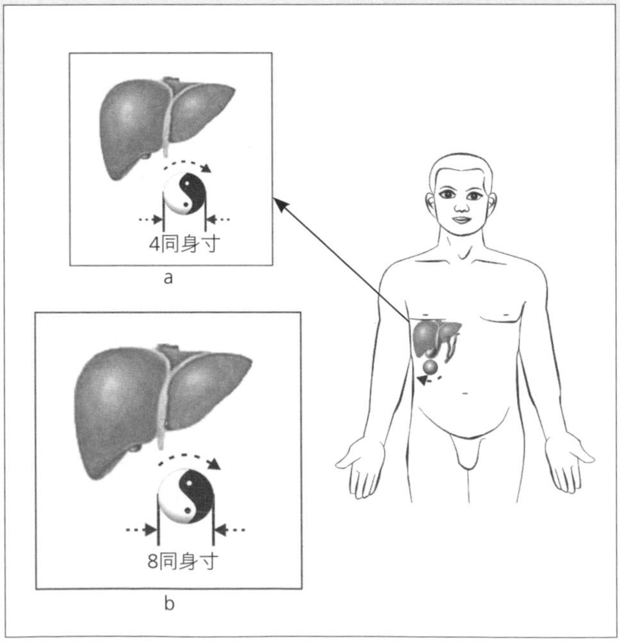

圖1 飲用小柴胡湯產生的臨時太極器官（一）。

下，也未曾觀察到這種情況。
所以筆者斷定，這個臨時性太極器官，應該是昨晚子時喝的那包小柴胡湯所製造的太極器官。這個臨時性太極器官，應當在服用後十分鐘就有了。因爲中藥在人體中的作用，平常最多五分鐘就出現了。

3

五月五日中午十二時到十二時三十分，再次透過內證觀察，肝下部的那個臨時性太極器官仍然存在，而且還在旋轉運動。具有下列特徵：

- 力量和生化的氣流，沒有早上觀察到的多，減少了至少一半以上。早上時是一個厚重的太極器官，因爲是突然發現的，沒有更詳細的觀察。但當時運動的力量、厚重度和氣流量，都比中午量大得多。
- 早上八點觀察到的太極器官，其直徑約有四個同身寸大小，沒有中午的太極器官直徑大。中午的太極器官，厚至少超過一個同身寸，直徑約八個同身寸，如圖1-b所示。

•早上和中午觀察到的太極器官，其旋轉運動速度約比經絡的正常運動速度稍快一些。中午比早上稍慢，基本上接近正常經絡的運動速度。

•中午還觀察到，這個臨時性太極器官有金黃色軌道。先是觀察到雙環交叉的軌道（見圖2-a），數分鐘後出現一個單環的軌道（見圖2-b）。

根據觀察推斷，小柴胡湯在子時喝下後就在人體內產生了自己的太極器官，這個太極器官一直到中午十二時三十分仍然在進行它的太極工作，實在太可愛、太乖了。世界上還有比小柴胡湯產生的太極器官更可愛的寶貝嗎？實在是帥呆了。這說明，這包小柴胡湯，超過十二小時仍然在認真努力地工作。

二〇〇七年五月五日（星期六）晚上十一點二十分，我又進行觀察，發現小柴胡湯創造的太極器官仍在運動，不過運動速度明顯慢了下來，直徑也小了，甚至還有點像車輪的樣子，太極

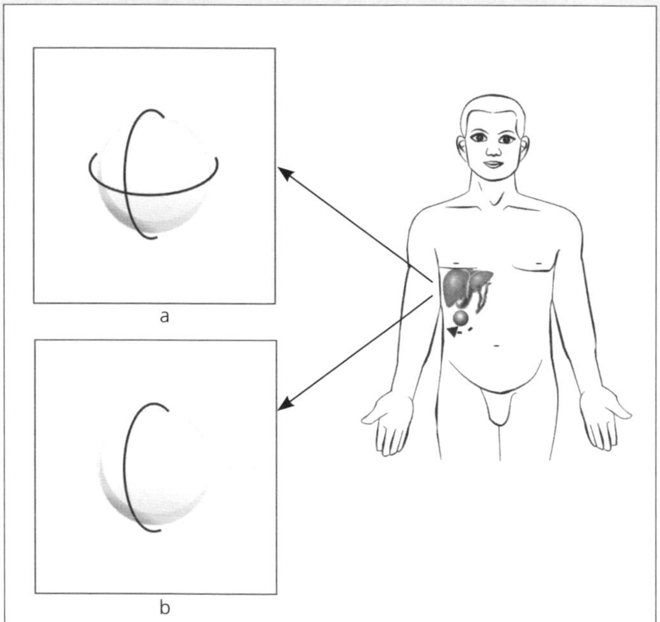

圖2 飲用小柴胡湯產生的臨時太極器官（二）。

的中心點到外圓一共有八條深綠色的輻射狀輻條（見圖3-a）。到此，這個太極器官已經運動了近二十四小時。除了中藥，我不知道世界上還有哪種藥物，能持續在人體中產生這樣一個神奇的太極器官。

五月六日早上八點，觀察到該部位仍有微弱的太極狀眞氣在運動。六日下午，該處仍然比人體其他地方亮好多倍（見圖3-b）。

看來劉力紅老師所講的內證實驗室是確實存在的，並且觀察到的內容非同凡響。上面所講的那個太極器官，就在中醫所講的「柴胡開升門」的位置。人體眞氣的升門，也是可以在內證中觀察到的。

【後記】

醫聖張仲景的方劑是人類歷史上最偉大的創造之一，其歷史價值絕對不比電腦和網路的發明低。

二〇〇八年我又偶然對醫聖的「四逆散」做了簡單觀察，所觀察到的情況比小柴胡湯更為複雜。

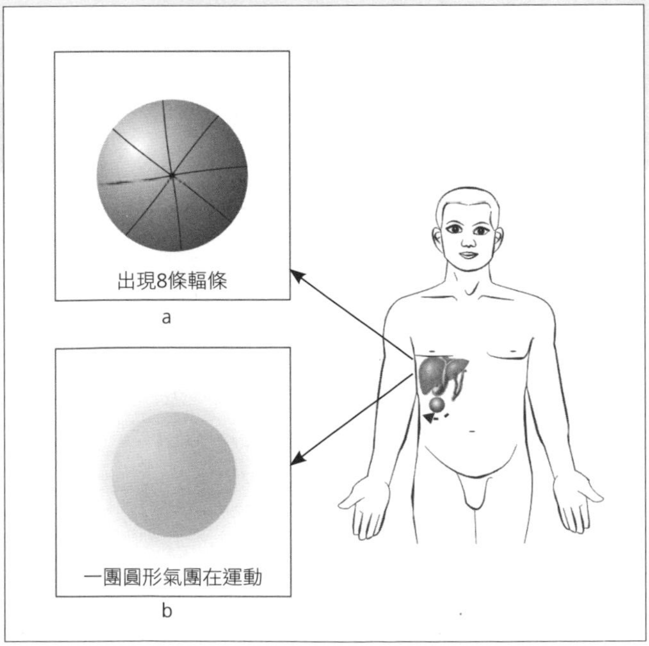

圖3 飲用小柴胡湯產生的臨時太極器官（三）。

注釋

❶ 法財侶地是道家修煉應當具備的四大條件。法，指具體修煉的方法口訣；財，是指修煉期間所需的開支；侶，是指志同道合的修煉伴侶；地，為修煉各步功夫應該選擇的地點。

❷ 雷鋒，本名雷正興，一九四〇年生，入伍後表現突出，樂於助人，大陸還曾引發向「雷鋒精神學習」的熱潮。

❸ 張仲景，東漢名醫，約生於東漢和平元年（西元一五〇年），《傷寒論》（全名《傷寒雜病論》）是中醫史上第一部理、法、方、藥具備的經典，元明以後被奉為「醫聖」。

❹ 孫思邈，隋唐年間人（或說生於西元五四一或五八一年），被稱為藥王孫天醫，是中國古代名醫，相傳世壽一四一歲，有《千金方》傳世。

❺ 劉力紅，一九五八年生，湖南湘鄉人，醫學博士，現任廣西中醫學院基礎醫學院教師，經典中醫臨床研究所首席教授，專著《思考中醫》在醫界掀起了一股「重視經典、學習經典」的熱潮。

❻ 歷史上往往將善用柴胡方劑的醫家稱為柴胡派。

【卷二】◆中國古代的生命科學——性命之學

在中國古代，中醫有一個大的傳統科學作為基礎，這個基礎就是中國古代的傳統生命科學。雖然中國古代的傳統生命科學內容很多，但最主要的，還是性命之學。「性命之學」是中國傳統生命科學的代表，把這幾個字講白了，就是古代的生命科學，古代中國人用他們的方法，對生命進行的研究探索。中國古代性命之學的代表作，有《黃帝內經》、《道藏》、《大藏經》等；最有代表性的圖，則是「修真圖」和「內經圖」。本卷一開始，我稍微來講一下對性命之學的感受，幫助讀者理解後來的內容。

人類有兩條生命科學攀登路線

現代生命科學是偉大的，其中最具代表性的東西，是細菌的發現、疫苗的問世、以青黴素（盤尼西林）為代表的化學藥物和基因藥物的生產、基因的發現以及生命的複製。這些偉大的發現，極大地保障了人類的健康，延長了人類的壽命。

根據中國傳統生命科學的衍生特點，以及現代生命科學的發展史，我繪出了一張東西方兩條生命科學路線圖（見圖2-1）。看了這張圖，有朋友問我：「為什麼在人類生命科學的最高峰上，你所寫的代表人物卻是伏羲氏？」

這是因為，從內證角度來看，中國傳統生命科學對生命認識所達到的水準和高度，現代生命科學還沒有達到。那麼，為何中國傳統生命科學是從山頂往下發展的呢？因為中華文明是衍生式文明，而衍生式文

- 金納（Edward Jenner, 1749~1823）， 英國醫生，發明牛痘天花疫苗。
- 巴斯德（Louis Pasteur, 1822~1895）法國微生物學家，發現很多疾病是由細菌引起，首先應用疫苗接種來預防狂犬病及炭疽等。
- 亞歷山大·佛萊明（Alexander Fleming, 1881~1955），蘇格蘭科學家，發明盤尼西林（青黴素）抗生素。
- 華生（James D. Watson）與法蘭西斯·克里克（Francis Crick）發現DNA雙重螺旋結構，開創分子生物學。

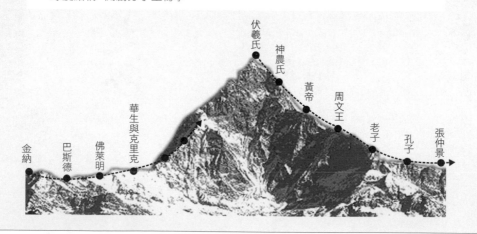

圖2-1 中西兩種生命科學路線圖。

明就是這樣的發展規律。老子講過：「道者，反之動也。」真理大道經常是向相反的方向運動，這也是性命之學最重要的一個特點。向下發展並不代表著水準越來越低，只是代表著，文明的衍生過程與非衍生式文明不同罷了。中國傳統生命科學的水準，從來沒有低下來。中醫在當代的萎縮，只是中醫新一輪發展的前奏罷了。

繪出這樣一張人類生命科學路線圖，兩個生命科學處在不同的時代，運用的是不同的技術和方法，不是為了想突出那一條路線，兩條其實都很重要，人類都需要。這樣畫並非輕視人類現代的生命科學。中西方生命科學互補性很強，兩者的統一是遲早的事。只是我們應當瞭解兩種生命科學各自的特點，才能更好地相互發展合一。各發展各的，才能合一，其中若有一個不發展，就不能結合。

我們的祖先伏羲、女媧氏，在那高高的山頂，到底在等什麼？

性命之學

性命之學，是中國古代獨有的一門實踐性、修習性的學問。性命之學，就是研究人的生命本質的古代科學。它不像現在的中醫和西醫，只是以研究人的肉體血脈和經絡氣運為主要內容；也不是類似當代的生命科學那樣的東西。

說簡單點，性命之學，研究的是一個人如何超越自己的生命、缺點，無限地延長自己的生命，培養自己的道德，利用宇宙自然的規律，為人類做出更大的貢獻，讓自己的生命得以昇華。成仙、做佛、做聖賢事，都是中國的性命之學。捨棄小我，成就人類和宇宙的大我，就是性命之學。

把生命科學、技術、宇宙自然、道德、人類共同的美好事情結合起來，就是性命之學。這是遠遠超越了當代中醫和西醫的東西。

當人類全球化、一體化越來越緊密時，困惑也越來越多，病也就越來越多。人類可以一時失去方向，而性命之學從來就沒有停止過。現在的醫學（中醫和西醫），還包括其他一些學科，越來越科學，越來越全球化，越來越商業化，越來越利益小集團化，道德上的缺失也越來越多反人類的東西。當醫學僅僅局限於科學技術，也就越來越脫離人的生命。因為生命不只是技術和科學問題。或許，性命之學，給生命探索提供了一個較好的答案。

什麼是性？什麼是命？

談到這個性，是不是指性愛的性？肯定來講，男女兩性的性，也包含在性命之學中。我的老師提到，處理好愛情，才能學好性命之學。但是性命之學，絕對不是性愛之學，不是同一回事。性首先是指人的天性、自然之性、本性、真性，性愛只是其中很少的一部分。商品和物欲的時代，把性愛誇大了，這也是一個時代的病。

我們的先人利用一種特殊的「質分析法」，籠統來說，就是內證的方法。按照人類生命的結構特點，把人的生命分成性及命兩大部分。性是生命最重要的構成部分，是一個人恆久存在的生命之靈。性這一部分的主宰和代表，中國古代有個專稱是「元神」，「修真圖」和「內經圖」上都有。性這東西，肯定是人類生命中一種特殊的物質。

至於命的這一部分，其主要的主宰和代表是心神，也稱為「識神」。人的五臟六腑、骨肉血脈、經絡、基因，全部屬於命的範疇。

神是人體中一種神奇的真氣，也是人體無物質中「形象」這一類生命物質的控制系統，有點像電腦上的FLASH和微軟XP這樣的操作控制系統。神也是有具體形象的特殊真氣，這個後面會講到，但和神鬼沒有絲毫關係。

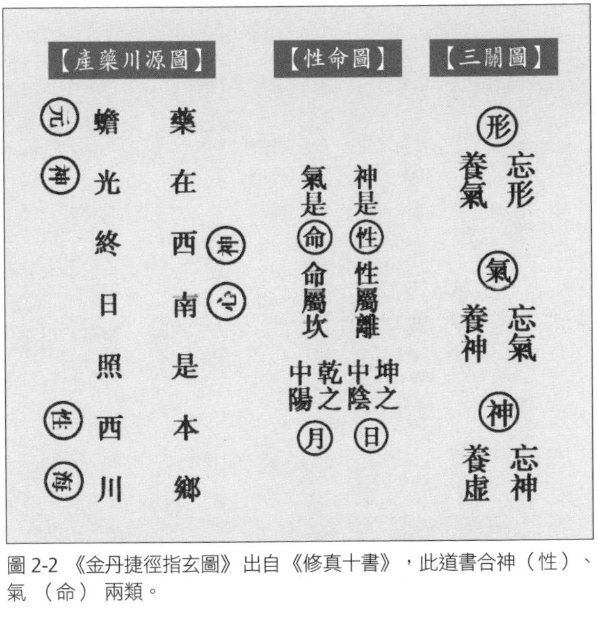

圖 2-2 《金丹捷徑指玄圖》出自《修真十書》，此道書合神（性）、氣（命）兩類。

所以性命之學，就是把人分成性和命兩大部分來進行學習和探索的。漢字的「人」，意思就是一撇一捺：左一撇代表人的命、人的肉體、精和氣；右一捺代表人的性、人的元神等。

道教史上，北宗以修性為主，南宗有性命雙修；而禪宗則不假文字，直指真性，達摩西來無一字，全憑心意用功夫。其實，達摩連心意也無。性命之學的性，用文字是很難表達的，我在這引用幾個古聖先賢的話，提供給大家參考。

一、儒家經典《中庸》：「天命之謂性，率性之謂道，修道之謂教。」這是儒家對性命之學的基本定義，本質上和道家的性命內容是一樣的。

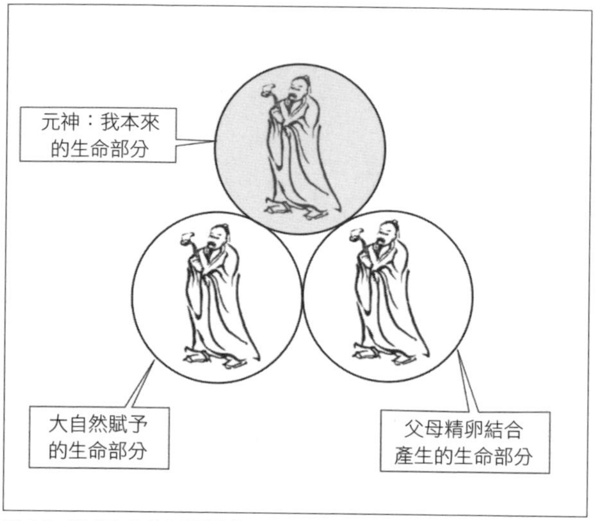

圖 2-3　構成生命的三個部分。

二、《周易．說卦傳》：「和順於道德而理於義，窮理盡性以至於命。」

三、張三豐《道言淺近說》：「窮理盡性以至於命，即是道家層次，一步趕一步工夫。何謂窮理？讀真函，訪真訣，觀造化，參河洛。趁清閒而保氣，守精神以築基。一面窮理，一面盡性，乃有不壞之形軀，以圖不死之妙藥。性者內也，命者外也，以內接外，合而為一，則大道成矣。『以至於』三字，明明有將性立命、後天返先天口訣在內。特無誠心人，再求訣中訣以了之也。」

四、全真教祖師王重陽：「性者是元神，命者是元氣」、「性命者，神氣之根源也」。

真正的中醫經典《黃帝內經》，首先講的是性命之學、自然大道，不是只講命學。而西醫重視的是命學這一部分。重命而不重性，這是當代中醫和西醫的缺憾，把人最重要的一半不見了，不能稱作完整的醫學。這樣的醫學，不論中西醫，都是個瘸子。這樣講還不夠貼切，現在的醫學，是個天生只有一半身子的重症殘疾人。

人的生命構成

我的老師說一個人的生命，主要由三部分構成（見圖2-3）。一部分，是本我，即我的本來的面目；在人體之中，指元神。這一部分，是屬於前面所講的「性」的那一部分。第二部分，指宇宙自然給人的那一部分物質，比如陰陽、五行、智慧、信息等等。第三部分，是父母因愛情而結合，精卵合一所生育的我們的肉身那一部分；現代生命科學，認為這一部分，是由基因等構成的。第二和第三部分，是屬於「命」的部分。

在《道藏》中，我也讀到過這樣的觀察和結論。這是道家先聖的思想。

中醫看一個人的生命，也是由這樣三部分構成的。同樣是治療一個病人，西醫可能治的是基因和肉體；而中醫治的是什麼呢？是醫治本我——我們本來面目的那個元神？或治療的是宇宙自然給予人的那一部分體系呢？

中醫應當有充分自信。按圖2-4所示，中醫研究了人體生命構成的三分之二，而且父母所給的肉體這一部分，中醫並非不重視。一個中醫，並不是只憑著西醫的眼睛來看世界的。中醫有中醫之眼，最大的眼就是我們的善根，那是無所畏懼、無所不能成就的眼。

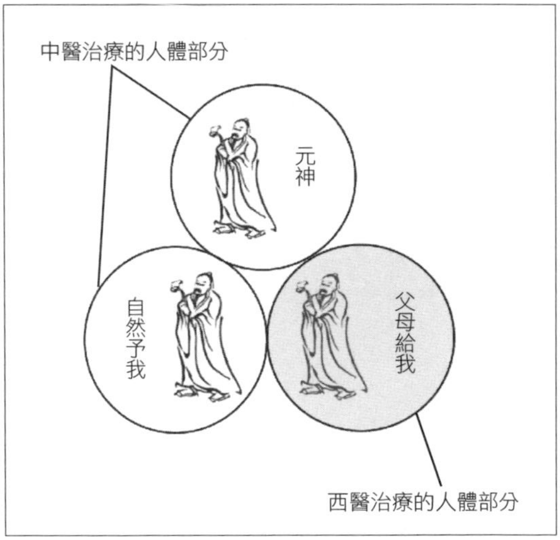

圖2-4　中西醫的治療。

本自具足：性命的最基本特點

禪宗六祖慧能，本是一個不識一字的文盲、孤兒，母親靠砍柴打獵為生。他開悟後，說了一段在人類史上永遠不朽的名言：「一切萬法不離自性，何期自性本自清淨？何期自性本不生滅？何期自性本自具足？何期自性本無動搖？何期自性能生萬法？」

這段話也讓天下讀書人永遠汗顏。不論人類發展到什麼地步，技術多麼高，只要存在貪欲和不公正，背離人的本性，都是一種病態，甚至是有組織的、集體性、超大規模的疾病。

把他的話講得更簡單點，就是說不論是作為人類整體，還是作為一個人的個體，全是本自

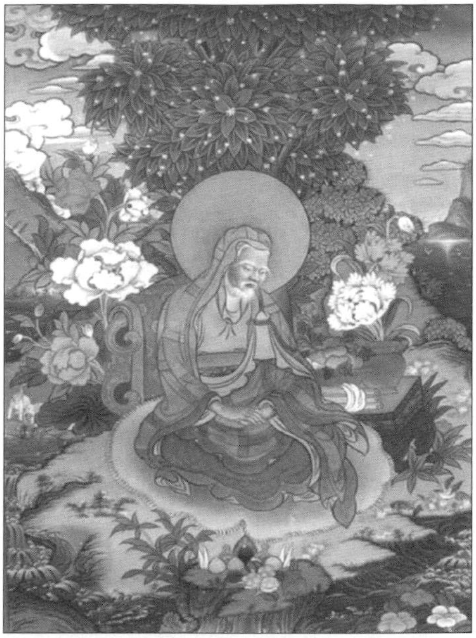

圖 2-5　六祖慧能像。

具足，不缺半絲。本自具足什麼呢？清淨、永恆、具足、堅定、萬法，所謂法，也可以理解成高技術和方法，理解成能源、糧食等。人類本來什麼也不缺，是人類的獸性貪欲，造成了貧與富的不公。

聯繫到醫學，那就是人類本來沒有什麼病，個體也不該生什麼病。有病就是本性上出了問題，既有個人問題，也有整體問題。人類的醫學，本無所謂中西之分，分了中西，也是我們全人類在本性上出了問題。

本自具足，是中華文明、佛道儒三教、中國傳統生命科學及中醫對人類所下的最重要的一個定義。它不是哲學，而是講人生命之大美，本無缺憾。這種具足，在中國傳統生命科學看來，是物質上的東西，是人的生命本來的結構、性質就是這樣了的。人類生來一切具足，是人類自己胡折騰，把一個好端端宇宙搞得烏煙瘴氣。這不是現在有些人所理解的哲學上的東西，更不是理想主義的東西，而是直擊人類生命的真形本質。生命本來就是這個樣子。

你本不具足嗎？讀讀《王鳳儀言行錄》❶，也許我們就能明白何以我們本不具足，何以我們會生這樣那樣的病？我們對醫學，可能就會有更客觀的看法。這個王鳳儀，本來也是不識一個大字的長工，放到現在講就是民工，甚至還不如一個民工。

所以我們可以看到，現在人類最偉大的本事，就是把「本自具足」搞成「本不具足」。當然，這也是了不起的。如果人類再發明更偉大的醫學，把「本不具足」生的病，搞得更不具足，這種醫學遠遠背離人的本性，實在是殺人。

一切遠離人的本性和生命本質的醫學，都是反科學的，也都只是資本的工具。一切和人的本性沒有直接關聯的醫療技術和藥物，全是假冒偽劣。

先天與後天

先天和後天是一個流動的、相對的時間概念。一個人，當他父母的精卵未結合孕育他以前，對他而言，那個之前的時間就是先天。當他父母的精卵結合而孕育他以後，這以後的時間就叫後天。值得注意的是，先天後天的時間概念，跟三界的概念，是不同的。

那麼，一個人死亡以後的狀態叫什麼時間？有的老師講，我們生活中的時間和距離（空間）都是假的。其實這不是否定時間和距離（空間），只是講在修道和內證的特殊條件下，時間和距離不存在了，變成無了。替代時間和空間的是「無」物質。

元神與識神

因為有了人的先天，這又出現了一種狀態，稱為元神。中國古人認為元神是人先天存在的主要形式，而後天生命最重要也最基本的主宰，也是元神。元神是一種無物質，有點像電腦中的作業系統和晶片。而元神最大的特點，是善。只是人長大成人後，用肉眼不容易觀察到代表自己本質的這個元神。元神的本性是善，而聖人的所作所為就是要回歸善的本質，回歸到人真正的自己，而不是喪心病狂、貪心喪志。

一般認為，西方的觀點是「人性本惡」，這也有部分是對的。這裡講的是一個人的後天，學壞（惡）了，人生下來之後學壞了。當惡成為人的最外在及最表面的本性時，人的生命，是由那個「認識之神」在工作主宰，古人稱之為「識神」。識神當家做主的時候，會讓人類的認知僅僅停留在事物及物質的表面世界。

元神及識神，分別代表了性命之學中人的性和命。西醫有神經，而中醫有元神和識神，這太正常了。不能只讓西醫用「神」字，而不讓中醫用。

五德與五行

在我們先人的眼中，人的生命和肉體是產生道德的機器，或者說人是產生道德的生靈。五行講的是特殊的「無」之類的物質，五行不光人有，宇宙自然也有。德，當然人也有，宇宙同樣有。人的生命之中有五行物質，人體中的這些五行物質，主要代表的是心肝脾肺腎，它們直接產生「仁義禮智信」這五種基本道德。這些道德，都是肉體生長出來的一些東西罷了。五臟在中醫裡頭的意思，實質上是產生道德的器官。這和我們現在人類的道德觀，完全不一樣。

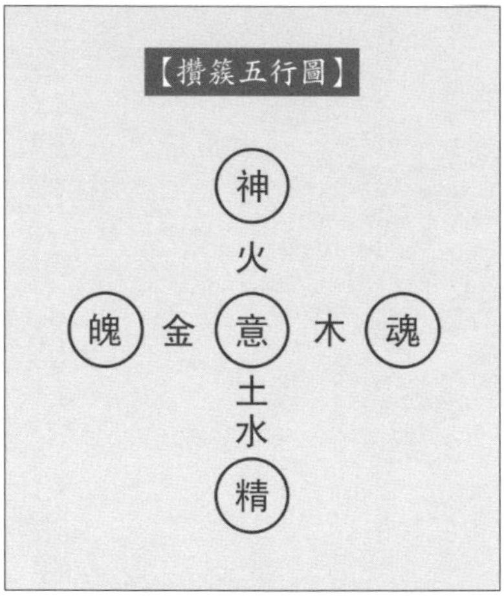

圖 2-6　人體中也有五行。上圖取自《雜著指玄篇》，收錄在《修真十書》。

《黃帝內經》云：「天之在我者德也」，正是講宇宙自然表現在我們的生命中，就是「道德」二字。

筆者反覆講道德和生命的關係，不是自己想當然而下的結論，這在古代中醫和中國傳統生命科學中，是登堂入室的第一道門檻。

中醫和西醫的宇宙尺度

下面幾節，我們主要談的是中國傳統生命科學的基本宇宙觀，當然也是中醫的宇宙觀。人和宇宙的關係，是在內證觀察中出現最多的現象，根本不可能迴避。

中醫和中國傳統生命科學的宇宙觀察尺度，至少達到銀河系以外。而銀河系的直徑大約十萬光年，最厚處約一萬光年，這是中醫和中國傳統性命之學最基本的宇宙探索尺度。更遠的距離，我們今天還沒有辦法下個準確的結論，只能講是大而無當。所以，中醫和中國傳統生命科學，不僅僅是向內探索，向外探索的尺度更大，更匪夷所思。這是一個基本的客觀事實。所以利用內證等方法，向大尺度的宇宙空間尋求生命和宇宙的關係及規律，是中醫最重要的特點之一。

中醫所講的命門，首先指的是人體生命和宇宙自然及銀河系的關係。命門，是宇宙間物質與信息進入人體生命的重要門戶。在「修真圖」的命門處，標有「銀河」二字，可不是隨便寫的。

中醫對外向浩瀚的宇宙探索，而西醫則向人體生命的微觀宇宙探索。基因研究，一直探索到十的負九立方公尺這樣的尺度。從這個現象來看，中醫和西醫這兩個難兄難弟，好像是在歷史上早已經約定好了似的，一個向生命的極微觀進軍為主，一個則向生命和宇宙的超宏觀世界進軍。中醫和西醫是不是前世早有分工？

天地人

我們對老祖宗是如何看待宇宙的，認識還有很大的差距。而且，研究了老祖宗對宇宙的看法，會發現我們現在對宇宙的看法仍然存在著很多錯誤。對宇宙的看法，是性命之學的另一個基礎，也是中醫所必須掌握的東西。下面就來講一講我們老祖宗的宇宙觀。

關於宇宙自然，中國古代有三個最基本的概念：天、地、人。

- **天**：當然是指宇宙，用現代的話來講即外空間，近地空間也是天的一部分。我們老祖宗所講的天，就是指整個宇宙。「天」這個字共分三層，最下一層是人所在的空間；第二層在人的頭頂；而第三層的天是最遠的天，但人的生命仍然能夠達到。我們的祖先把整個天所代表的這個宇宙分成了三界，以至於無數界。在後文的質分析法中，還會細說。三界只是一種對宇宙最簡單也最基本的分層分類方法，好比一本書，有一百頁，我們可以講這本書有一百層一樣。
- **人**：人類是宇宙的生物，我們祖先認為人是萬物之靈。既然是萬物之靈，那就該做萬物之靈的事。
- **地**：指地球，人類落腳的地方，為人類提供食物及有形態的生命物質結構。所謂「在地成形」，生命在地球上才能長成現在我們所看到的樣子，人也一樣。萬一地球要是出了問題，地球上的人類就會毀滅。因此，地當然重要了。

還有一個更重要的，天地人是一個宇宙、網絡、資訊交集的大系統。人的生命資訊系統受影響最大的，是天地所代表的宇宙。人類生命最大的特有屬性，不是來自於我們的基因和父母，而是宇宙空間的屬性。沒有天地，不可能有地球上這樣的人類。宇宙和地球，是人類的父母。

我們的祖先把地球以易經中的「坤」來表達，只是客觀理性的就事論事，不是比喻，而是發現。大易是科學發現的記錄，沒有比喻或想像。

天人合一

天人合一，就是說天地宇宙萬物和人是一個整體，一個完整、直接聯繫、不可分割的整體，從根本上講，就是一整個東西。具體來說，我們每個人只是宇宙自然的一個配件、一個細胞、一個基因、一個螺絲釘，但同時也是宇宙。宇宙和人不僅僅是食物、水、空氣和我們身體的聯繫，從內證角度來看，這種聯繫十分複雜，不可分割。遠在數萬光年之外的星宿，有時對我們卻有直接的決定性影響。人類不可能從宇宙自然中，掙扎逃出。

傳統有個詞，就叫天人合一。那是指人把自己和宇宙萬物的關係搞錯了，再重新回來想辦法，與宇宙萬物合而為一。從本質上來講，不管我們人類想不想和大自然、宇宙合一，人都只是宇宙的一分子。三界合一，有和無合一。人的主動性，就是和宇宙萬物更好、更徹底地和合。一個人腦中只有錢，是無法和大自然合一的，和其他人也合不到一起。在我們這個時代，天人合一，可能只是夢幻。

大宇宙

由於研究、觀察宇宙及人體生命的方法不同，決定了中醫和西醫的不同，由此也決定了我

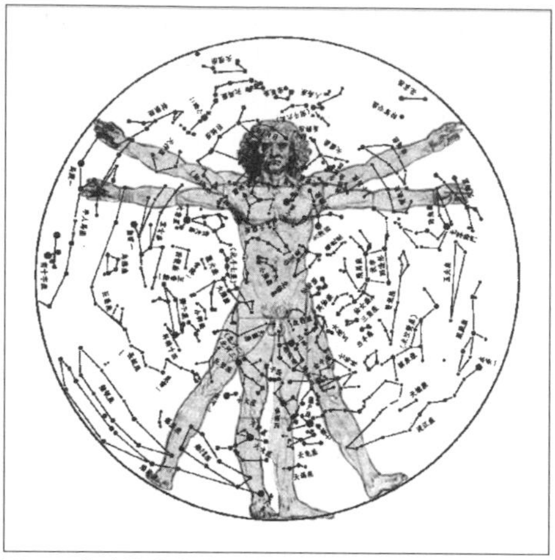

圖2-7 人體構成的小宇宙，是大宇宙的一部分。

們祖先的生命觀和宇宙觀的不同。

在我們老祖先的眼中，宇宙是絕對的天人合一，這種天人合一，不是什麼心物合一，而是絕對物質意義上的合一。《黃帝內經》上所謂的氣交、藏、神，全是指人體生命和宇宙直接的物質合一、一體化運動所造成的現象。

在學習和研究中，為了理解方便，古代先師們把宇宙分為大宇宙和小宇宙。你要說大宇宙和小宇宙都是人的身體，也沒有錯；反過來，講人體生命是這兩個宇宙的一部分，也絕對正確。在我的理解，大宇宙不僅是我生命的延伸，也是我生命中絕對的一部分。我生命所構成的小宇宙，本來就是大宇宙的一部分。

大宇宙，是指除我之外的宇宙萬物，涵蓋大小尺度及所有物質（看得見的及看不到的）。人類所能想像及現代高技術所能探索到的宇宙空間、探索不到的宇宙空間，不論明暗，全是大宇宙。其大無外，包含萬物一切，細如奈米之物、基因，全在其內。

我們祖先所講的大宇宙，不是講個人的胸懷，而是要在內證中用自己的生命進行探索。大宇宙是一個純粹物質的宇宙。按古代聖人的說法，內證探索的距離，遠遠超出現代人可以想像的地步。在內證中，光年並不算太大的宇宙距離單位。

對學習者來講，大宇宙就有了兩個含意，一個是學習者能夠親身體驗感受到的宇宙，另一個是學習者還無法知道的宇宙。

從宇宙的質分析法角度來看，大宇宙首先包含了無窮無盡的三界、無數界。其實，質分析法，對宇宙是可以進行無限分析的，超出三界之外，不在五行之中。三界外還有無數界，這些全是大宇宙的範疇，而且是更重要的內容。

《黃帝陰符經》云：「宇宙在乎手，萬化生乎身。」這個身，是指宇宙自然的本來結構，非我們的身體。我們的手，則是宇宙之手，能按天象方隅，推五運六氣。

小宇宙

小宇宙，是相對於大宇宙而言，指以「我」這個生命及身體為中心所形成的一個較小的空間。中國傳統的人體小宇宙，有比較明確的外延（身體上下前後左右六個方位約有一臂長的空間），都算是單一個人的人體小宇宙。對成人來講，此邊界距離人體約一公尺處。

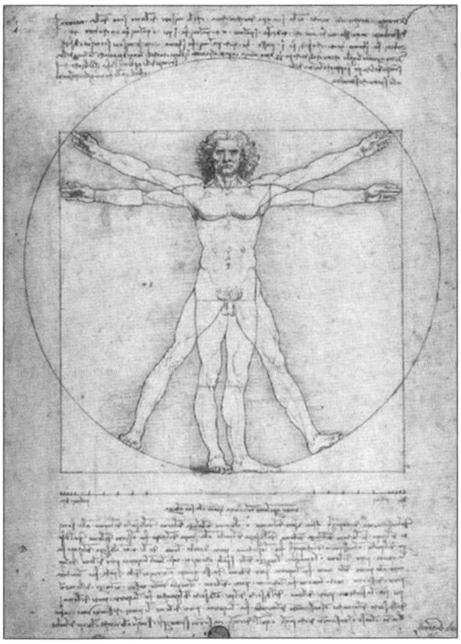

圖2-8 小宇宙是指以「我」這個生命及身體為中心所形成的一個較小的空間。

從天人合一的角度來看，大宇宙和小宇宙都是「我」。「我」不只是生活在地球上，而是確切地生存在這個大宇宙之中。宇宙就是我的肢體，這才是人。所謂天地人，歸結為一個「人」字。天是宇宙，地是地球，而人是天人合一的那個我。大宇宙是大我，小宇宙是小我。在下文中，我們會看到天與人在物質意義上的初步結合。

中國古人把宇宙看成是一個統一的整體，把宇宙看成是和身為人體生命的我嚴格結合為一的宇宙。既有相對區別，又是絕對的統一體。宇宙是我，我是宇宙，無遠近之分，也無物我之別。

所以宇宙自然，就是中國人的生命。破壞和污染宇宙自然，就是傷天害理，謀財害命，因此古人才會產生「念天地之悠悠，獨愴然而涕下」的感覺。

小宇宙的概念，顯現出我們祖先對人和宇宙關係的細節探索。在陰陽五行運動中，宇宙給人體輸送了很多特殊物質，一些物質是在人體小宇宙範圍附近和合，構成與人體適配的物質，比如五行物質及一些陰陽物質的結構就是這樣子形成的。所以人體小宇宙，著重在於太極器官、陰陽、五行物質的生生化化，以及個人與大宇宙的直接聯繫。

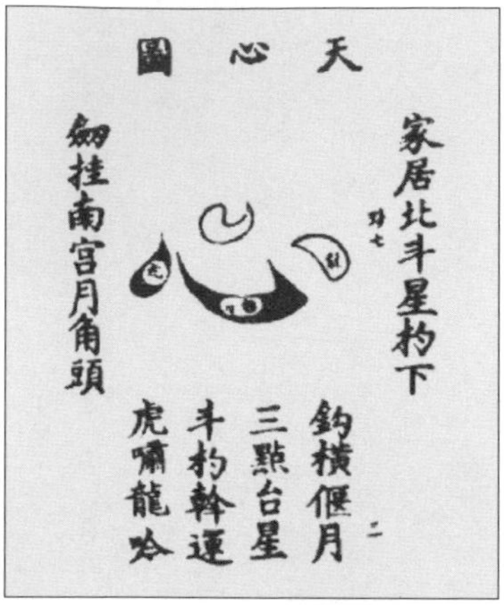

圖2-9 吾心即宇宙。宋朝大儒陸九淵說：「宇宙即吾心，吾心即宇宙。」此圖取自元．蕭廷芝的《金丹大成集》。

老祖宗的質分析法

中醫解剖的人體確實存在，要瞭解中醫解剖學，首先必須瞭解中醫解剖學的基本方法，由我們祖先所創造出來的中醫解剖學的方法。在中醫，這些全是隱藏起來的，是我們平常看不到的。

西醫的解剖學使用的是解剖刀、顯微鏡一類的複雜儀器；但中醫不是使用這一類儀器來進行解剖。中醫解剖學使用的儀器是人，用天地靈長的人體來當作儀器。此外，中醫還用了一種獨特的研究分析方法，這種方法，從證明的角度來說，專家們為它取了個名字叫「內證」。從分析方法的角度來看，我也給它暫時起個名字，稱為「質分析法」，意思就是對宇宙物質和生命最本質的分析方法。

質分析法對宇宙及生命物質的分析，主要包括三種分析方法，稱為三分法：

一分法：太極分法，側重於分析無物質的衍生過程。這種方法，是古代易學大家研

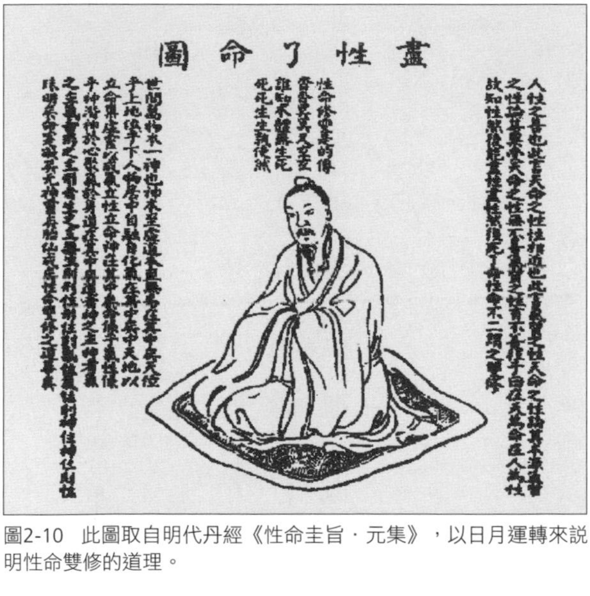

圖2-10　此圖取自明代丹經《性命圭旨．元集》，以日月運轉來説明性命雙修的道理。

究大易物質經常使用的方法。

二分法：有和無的分法，側重於把所有物質以「有」和「無」分為兩大類。中醫主要是研究「無物質」的醫學，而西醫是研究「有物質」的醫學。這是一個總分類法。

三分法：三界分法，側重於把物質按內證下觀察到的「質」的特點，分成三層和無數層（一層叫一界）。有物質為下界，稱為下三界；無物質分成兩界，其中的陰陽物質界，稱為中三界。最高的一界，稱為上界。分層分界，和我們生活中距離遠近的概念無關。

這三種分析方法側重之處不同，但主要都是研究無物質的分析方法。

三分法：三界宇宙看伏羲

什麼是三分法？就是我們通常所講的「三界」一詞。但意義大有不同。說到三界宇宙，有些犯忌諱。因為三界這個概念，在我們的大腦之中，現在主要是宗教在用，比如佛教、道教。

最初學習探索到這一步時，我也是迷惑不解。怎麼會走到三界這個地步來？隨著學習越加深入，才漸漸瞭解到，三界其實本來和宗教無關。在中國古代，特別是上古時代，三界這個概念，本來就與科學研究的聯繫更多。

經過探索，發現中國最早開始運用「三界」這一物質分析方法的鼻祖，是伏羲氏。個中理由在於他所畫的先天八卦，只有用三界分析法才能觀察、分析和記錄。根據考古資料，伏羲氏大約生活在距今六千四百年前。在那個時代，道教、佛教都還沒有產生，老子、釋迦牟尼還沒誕生，現在世界上的四大宗教毫無蹤影。在那時，伏羲氏就已經開始運用三界分析法了。據有關史料，伏羲氏學習這些內容，也是有老師指導的。我們要是把三界宇宙物質分析法這一科學創造，僅僅說成是道教、佛教的東西，實在是讓早在現代宗教之前五千年的最早發明者及使用者太冤枉了。

現在宗教所用的三界概念，也是借用自宗教產生之前人類的發明及發現。它是宗教產生之前，我們的祖先所創造的東西。本來這個三界就和宗教無關，所以我們不必要用三界來嚇唬自己；這本來就是和所謂天堂、地獄無關的事。

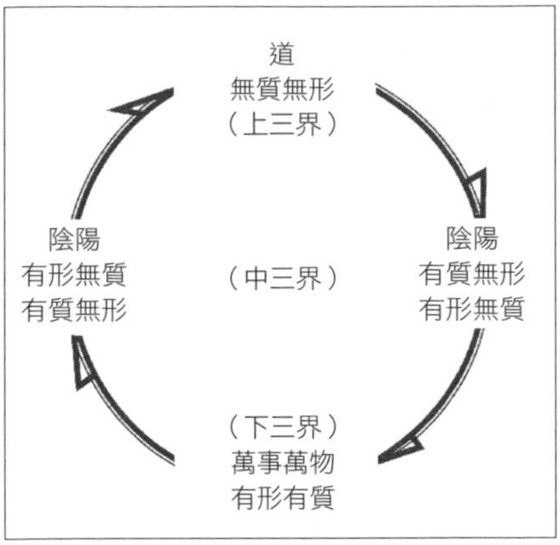

圖2-11「宇宙三界圖」。

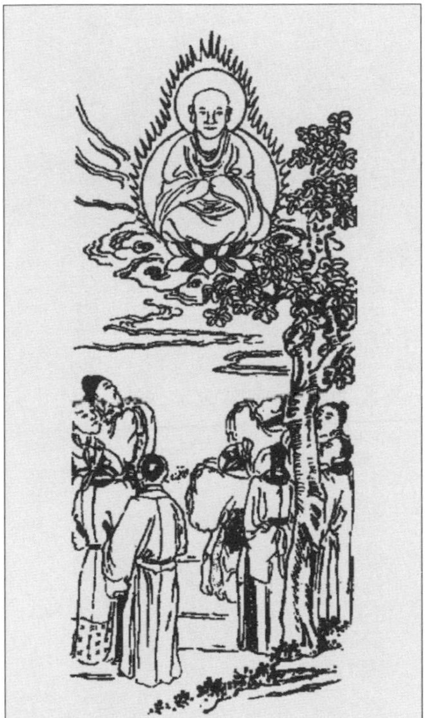

圖2-12「超出三界圖」，取自《性命雙修萬神圭旨》一書。此書據傳是明代尹真人的高徒根據他的祕旨寫成的。

三界宇宙

按我的觀察探索結論來看，三界統統是物質，只是物質性質複雜，可按有和無分為兩大類。三界統一於物質。第一個世界，叫下三界，以「有」這樣性質的物質為主；第二物質界叫中三界，主要是「無」物質。第三個叫上三界，主要是「無」物質。有研究者，又把這個三界細分為二十九界或三十六界。

由觀察到的內容來看，道德產生了內證之法，產生了質分析法；而質分析法觀察到了三界宇宙，這三界宇宙，只不過是將我們生存的宇宙空間根據觀察到的不同情況所進行的分層分類罷了。這和我們把一堆蘋果按大、中、小分成三級，是差不多的道理。我們可以初步肯定，內證方法對三界宇宙的觀察結果具有客觀性，觀察到的宇宙和生命物質都是客觀存在的，不是想像和意識的產物。在中國古代的科學條件下，這種觀察應當視為極其科學，只不過是用三界這樣的詞來描述

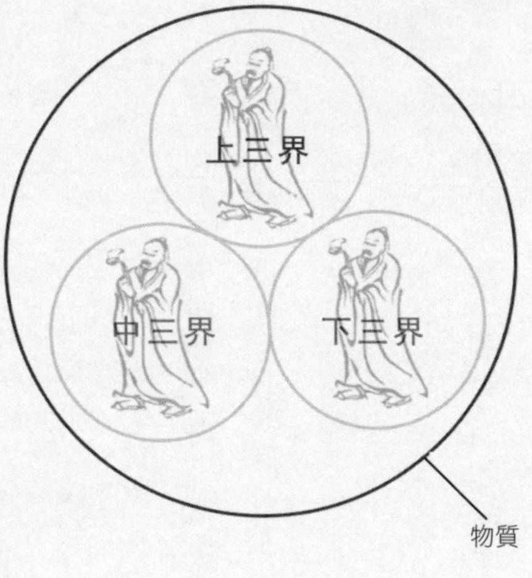

道大	上三界	宇宙、時間、空間	天大
	中三界	天、地、人	地大
	下三界	人、事、物	人大

圖2-13 三界宇宙的畫分之一。

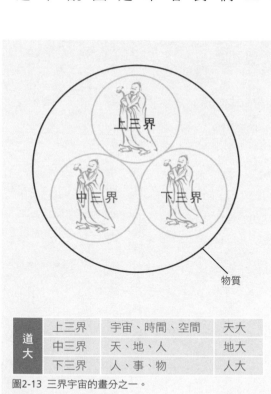

三種有區別的有物質及無物質宇宙而已。

三界宇宙與中西醫

中國古代的研究者認為，三界的第一界，用我們現在的話來說，就是我們肉眼所能看到、五官能夠感覺到的這個三維世界，包括現在科學家用現代化儀器所能觀察到的宇宙及物質。人類當代的科學技術及創造發明，主要集中在宇宙及生命物質的這一層次。在這一界中，中國古代稱為「下三界」。從生命科學和醫學來看，現代生命科學和西醫主要研究下三界生命物質的規律和病症。所運用的方法，也主要是下三界的方法。

第二界，中國古代稱為「中三界」。宇宙物質的這個層次，中國古代也稱為陰陽界或陰陽物質界。這一界，是《黃帝內經》和中醫所研究的宇宙物質和生命物質的重要基礎。中醫用藥、治病，都要深入到此一層次，到不了宇宙和生命的中三界這一層次，那就不是中醫。這一界最重要的特點，是具體的陰和陽。中醫解剖學中所講的人的陰陽、經絡、臟象、六經、五運六氣等，都主要在人體生命物質的這一層次運行。不採用有無、三界這樣的質分析法，根本無法瞭解中醫和其物質基礎。

中國古代的觀點認為，三界宇宙中，中三界比下三界的物質複雜，道德、能量和綜合水準高，影響力更大，而且中三界對下三界具有獨特的控制作用。這也就是中醫為何不把重點放在生命的下界物質，卻要費盡氣力至少也要在中三界對人體生命進行治療的原因。因為中三界對人體生命下界的那一部分，具有管理主宰的作用。

第三界稱為「上三界」，人的元神主要存在於這一界。在上三界進行治療，是最高水準的中醫，也是道家所講的神醫治病所用的方法，即所謂「上工治神」。但這仍然是物質方法，沒有什麼唯心之處，只不過是古代聖人們掌握了上中下三界生命物質運動的規律，尋找到巧妙的方法罷了。王鳳儀老善人治病不用藥，本質上來講，就是透過對生命中陰陽物質的認識，藉由同時調整中三界的陰陽物質和人體上三界的元神物質來達到治神目的。

質分析法與中華文明

關於三界，我想可以用兩句話來總結：其一，三界絕對是物質的，不論哪一界都如此，只是物質性質不同而已。其二，三界是統一的一個整體，又相對分界區別。而不論如何區別，三界全是統一的物質宇宙。

伏羲氏的這個發明創造，實在太偉大了。整個中華文明後來的許多偉大創造，都和這一宇宙物質的觀察研究方法直接聯繫在一起。質分析法，是中國古代科學運用最多也最重要的方法，同時也是創造中國古代科學成就最基本的方法。

注釋

❶ 王鳳儀（一八六四～一九三七年）是農村長工，未曾讀書，篤行忠、孝，民國十八年加入「萬國道德會」，年逾七十仍到處講演勸化。

【卷三】◇大宇宙

前面我們談過中國古代關於人體的兩個基本概念，一個是大宇宙，一個是小宇宙。

小宇宙，以人的身體為中心，以胳臂腿外伸畫圓。這個是我們一個人生命的小宇宙，就是一個人生命運動的小實體，這個容易理解。相較之下，大宇宙所講的就複雜一些。大宇宙，也是我們每個人所擁有的身體，如圖2-7所示，大的時候，整個宇宙都是我們的身體；小的時候，比奈米還要小的宇宙物質，仍然是我們的身體。

古代先聖常常用這樣的話來表示大宇宙的大小：「其大無外，其小無內。」這其實是說整個宇宙不論是什麼樣子、不管多大多小，這宇宙就是我們的身體。乍聽之下像是瘋話，但這正是中醫和中國古代傳統生命科學較大的一個「內證實驗室」。不進入這個大宇宙，就無法理解中醫的「六經」❶、「旺相」等最基本的概念。這正是我們祖先大「我」的真正含意；這是我們每個人大寫的「人」字。

再來看看漢字的「天」字，人不出頭為人，這是人的小宇宙；人一出頭，就是大了。人偉大了，頂天立地，「人」字就成了天。這天，就是大宇宙。

斗母星宮

圖3-1是筆者觀察到的斗母星宮，在網路和相關資料上都查不到關於斗母星宮的資料，也不知其位置和距地球的遠近，只能根據我自己的觀察繪製。

斗母是道教崇拜的最高階女神，神稱是「斗母元君」，在重要的道教宮觀都設有元辰殿，其最高層奉祀的就是斗母元君。由於斗母星宮比一般的星宿來得大，筆者不知用什麼名詞表達才好，所以暫稱為斗母星宮，以示敬意。

根據瞻仰所得，斗母星宮和女性的生育、月經有直接關係，是人類的繁衍之星——母親星。斗母星宮直接影響女性生理期的規律、生育及母性週期等。大約在女性來潮的前三天，斗母星宮的真氣靈光會和女性的身體直接聯繫，運轉女性生命中的特殊系統，比如乳房等，催化生理期來臨。至於斗母星宮如何在女性身上發揮作用，尚待深入研究，也值得我們一窺究竟。

《黃帝內經》中，把決定人類生老病死的物質稱為「天癸」❷，認為女性的週期為七、男

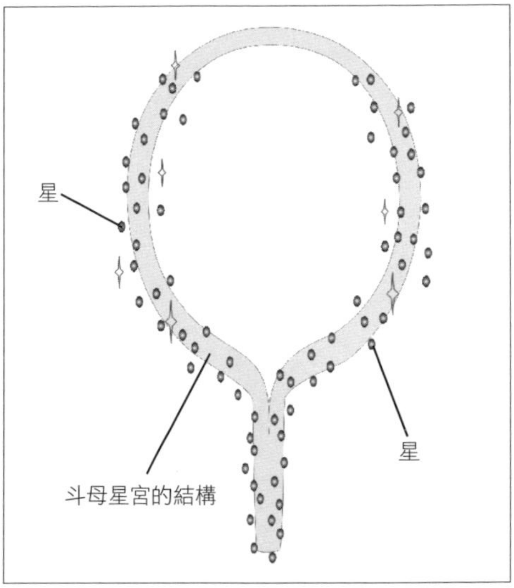

圖3-1 斗母星宮，此圖是透過作者的觀察所繪製。

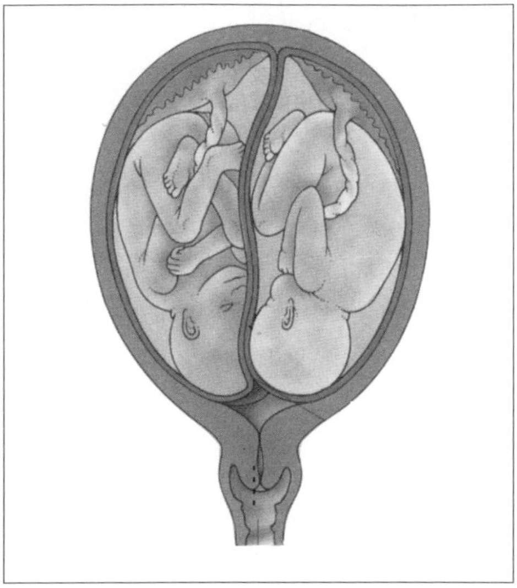

圖3-2 斗母星宮的形狀與母體中孕育胎兒的子宮十分相似。

性的週期為八。天癸，肯定是指天上來的生命之水。所謂天上來的生命之水，也就是來自宇宙的某個星宿或星空，這是宇宙太空給人體輸送的精。

我想，數千年前的古代觀察研究者，發現到宇宙自然和人的生命有如此複雜的關係時，一定也和我一樣對宇宙自然產生敬畏之心。宇宙及大自然的偉大，不是我們人類用文字語言所能表達的。

銀河系

銀河系是太陽系所處的星系，直徑約為十萬多光年，中心厚度約為六千多光年。圖3-3是筆者曾經觀察到的銀河系示意圖，有一條暈帶在運動，如圖所示。在道家「修真圖」的命門處，標注著「銀河」二字，說明我們的祖先早已透過內證觀察過銀河系。銀河系是人類的故鄉，是人的生命吐納之物，命門出入之處。

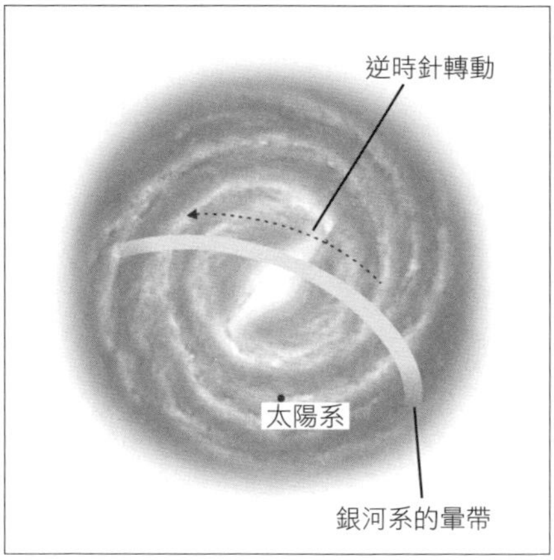

圖3-3 作者在內證狀態下所觀察到的銀河系，其中有一條暈帶不斷在運動。

三垣

三垣指的是紫微垣、太微垣、天市垣，相當於現代天文學所講的超級星團。三垣是中國古代天文學的重要觀察對象，我們老祖宗的觀察有很多獨特之處。

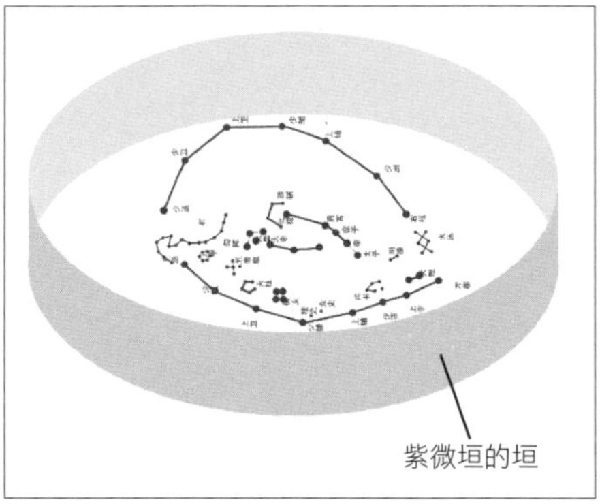

圖3-4 紫微垣，「垣」是指像矮牆般的環形暈帶，將其中的星體圈圍起來。

「垣」本義是指較低矮的牆。根據筆者觀察，在這裡是指一個超大星團，有好多星宿集中在一個天區，而這些星宿又由一個像矮牆般的環形暈帶所構成的「圍牆」圈圍起來，就像是在宇宙空間裡有個圓形的大院子，中間有好多星星被一圈低矮的城牆圈在一起，自成一個運動體系，共同旋轉運動（見圖3-4）。

還有一種觀點，認為每個垣都是一個比較大的天區，內含若干（小）星官（或稱為星座）。另外在各垣內部，都有東、西兩藩的星左右環列，其形如牆垣，故稱為「垣」。這種觀點，供讀者參考。

太微垣

太微是指宇宙太空的中央政府之意。太微垣（見圖3-5）是三垣的上垣，居於紫微垣之下的東北方、北斗之南，約占天區六十三度範圍，以五帝座為中樞，共有二十個星座，有正星七十八顆、增星一百顆，包含室女座、后髮座、獅子座等星座的一部分。

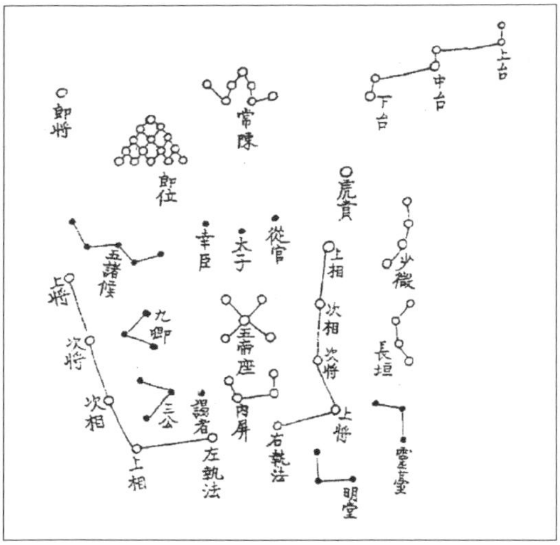

圖3-5 太微垣又名天庭，地位就像人間的朝廷一樣，因此星名主要都是官名。

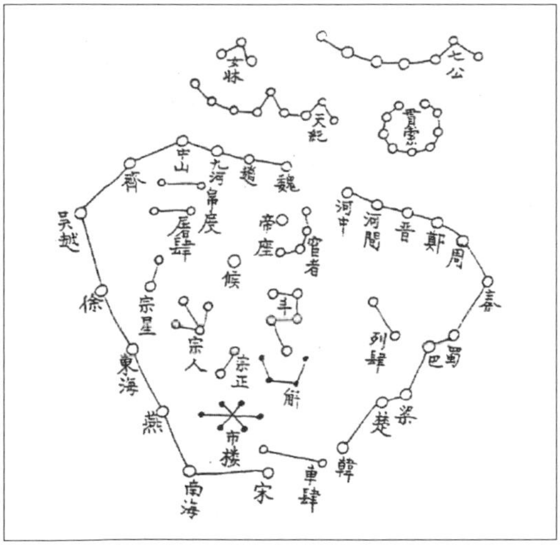

圖3-6 天市垣是指市井小民生活的市集地區，所以垣中有帛度（布匹市場）、屠肆（牲畜市場）、列肆（玉石市場）、貫索（繩索市場）等星名。

天市垣

天市垣意思是指太空中的集貿市場，是三垣的下垣，位居紫微垣之下的東南方向，約占天空的五十七度範圍，大致相當於武仙、巨蛇、蛇夫、北冕、天鷹、牧夫等國際通用星座的一部分，包含十九個星官（座）、正星八十七顆、增星一七三顆。《晉書．天文志》云：「天子率諸侯幸都市也。」其星名多用貨物、器具、市場種類命名（見圖3-6），就像現代的大批發市場。

紫微垣

紫微垣是三垣的中垣，居於北天中央，又稱中宮、紫微宮。紫微宮即皇宮的意思，其中的星體多以官名命名。紫微垣以北極為中樞，東、西兩藩共十五顆星。據宋皇佑年間的觀測記錄，紫微垣共有三十七個星座、附座二個、正星一六三顆、增星一八一顆。

從下面我對紫微垣的內證觀察可以得知，三垣對人體生命也有直接影響，難怪三垣的名字都與人間有所對應。

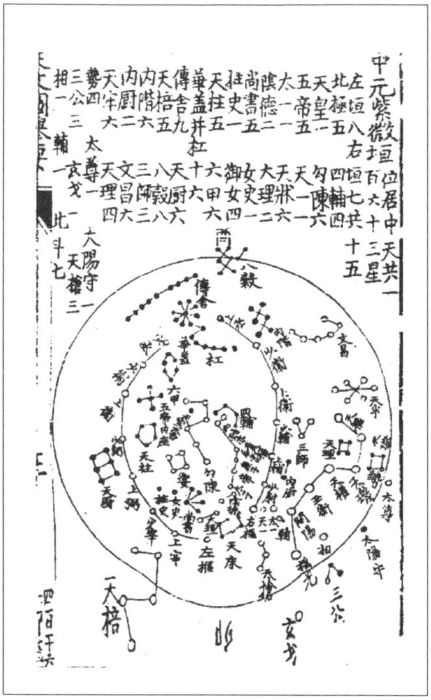

圖3-7 紫微垣。

我的觀察筆記

紫微垣

1

圖1是我所觀察到的紫微垣和它周邊的「垣」。周邊的垣是觀察所得，像一圈圓形城牆包圍著紫微垣。我還觀察到，紫微垣中的所有星宿都圍繞著一個中心，形成一個大球，進行集體運動，有如一顆巨大的太陽，光芒四射，光呈金黃色。

2

紫微垣一邊進行全垣的集體運動，一邊對人體的大腦發光，眞氣直射大腦。接著，紫微垣給人體傳輸陰陽物質。星宿給人體傳輸的陰陽物質，是一些光態和氣態合一的類圓球體物質，大小稍小於綠豆。當然，這些都屬於無物質。紫微垣再給大腦傳「五行結構物質」，這是一種最特殊、專門、精一的五行結構物質，在卷五中有詳細說明。

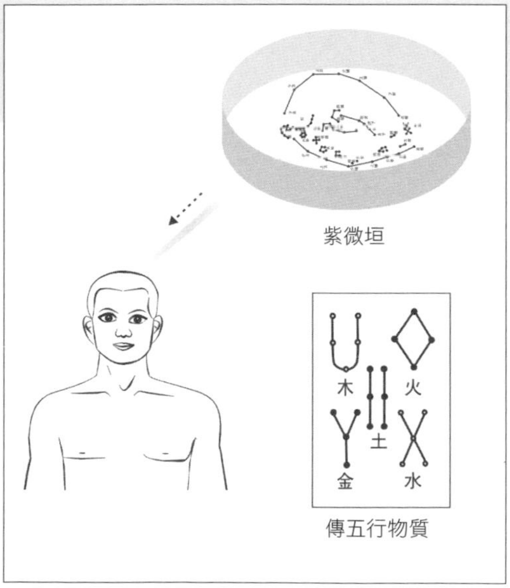

圖2 紫微垣往人的頭部傳輸陰陽物質及五行結構物質。

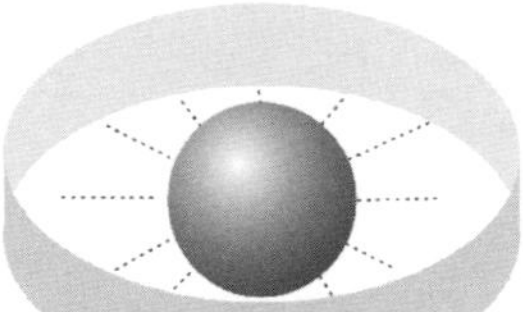
圖1 作者在內證狀態下觀察到的紫微垣就像上圖所示，所有星體都圍繞著一個中心，形成一個大球，還發出金黃色的光芒。

3

整個紫微垣進行逆時針運動。不知道現代天文學家是否觀察到了紫微垣的集體運動情況，但看來，中國古代的天文學中，內證觀察應該占了很大比重，而這是中國古代天文學和西方天文學、現代天文學最重要的不同點。內證不僅和中醫有關，也和整個中國古文明、科學技術等都有極爲密切的關係。

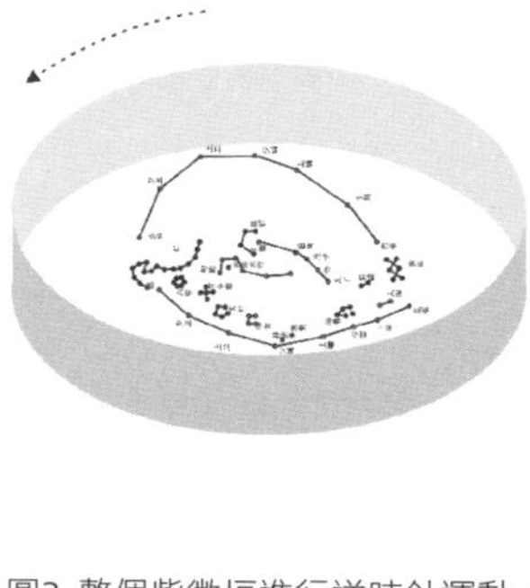

圖3 整個紫微垣進行逆時針運動。

七政（日月五星）

七政即指太陽、月亮，加上金星、木星、水星、火星及土星。這七個星球，現代天文學認為相差很大，比如太陽是恆星，而月亮是地球的衛星。

中國古代之所以把這七個星球稱為「七政」，是因為這七個星球對地球生物的影響較大，簡單來講，七政對人體和生命都有直接影響。這七個星球就像是天上管理國家、發布命令的王公大臣，所以古代中國人稱這七個星球為「七政」。七政，七個同時執政的宇宙空間的大政治家、七個總理。對生命來講，宇宙空間就是政治。

其實，與其講七政是太空中的七個總理，不如講七政是近地空間中維護人類生命的七個宰相，是我們每個人生命在宇宙中延伸出去的七個重要組成部分。七政對人體生命的影響簡述如下：

太陽

太陽，是太陽系的中心天體，與地球平均距離一四九・六百萬公里。太陽的體積是地球的一三〇萬倍，直徑一三九萬公里，表面溫度高達攝氏五五〇〇度，中心溫度為攝氏一五〇〇萬度。

太陽對生存在太陽系的人來講，作用不言可喻——萬物生長都要靠太陽。對中醫和人體來講，太陽是離人類最近、也是最重要的傳輸太陽真氣的星體。中醫講究三陰三陽，通常我們都搞不太清楚三陰三陽這六種真氣是什麼樣子。但我可以講，太陽真氣在內證下所觀察到的樣子，就是三陰三陽中太陽之氣的標準。在內證中確定太陽真氣的方法，一是觀察它的光色——很亮的淡黃色；二是觀察它進入人體後的歸經——太陽真氣歸入人體的太陽穴、膀胱經、小腸經等，這些全屬於太陽。

所以，太陽真氣是六經太陽的尺規，是一個標準樣子和範本。用這個太陽的真氣當範本，可以再確定六經的其他二陽和三陰。與太陽相反的真氣，當然是陰氣；比太陽陽氣稍弱的

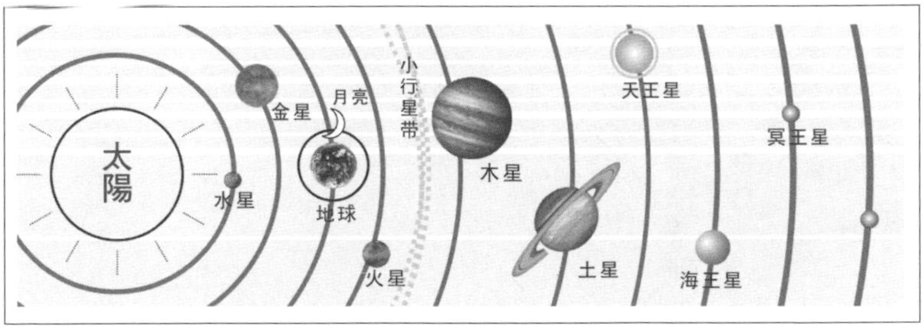

圖3-8 七政也稱七曜，是中國古代對日、月及金木水火土五星的總稱。

陽氣，是陽明；更弱者，則是少陽。

在內證狀態下，觀察太陽這個恆星的真氣為淡金黃色，中醫六經首名太陽經，就是以此標準命名的。所謂太陽之氣，就是指天上太陽經由人體穴位為人體輸送的太陽真氣。人體中的太陽類真氣，和宇宙中星宿的太陽類真氣，屬於同一類性質。

太陽真氣為中性的淡金黃色，微泛紅，如金器色彩，其黃近於黃土之色，還會發光。陽氣最忠貞的標準，就是太陽之氣。

凡是和太陽真氣光色性質相近的氣，中醫全稱為三陽之氣，這個陽氣的標準，就是太陽之氣。內證觀察到，七政中陽氣最強的就是太陽之氣；而陽明、少陽，當然排在老二、老三。太陽是陽氣的老大、魁首，當然宇宙中能發出太陽之氣的星宿多到不可勝數。所以，太陽之氣不僅僅專指太陽的真氣，而是用來表示陽氣最強的一種真氣的標準和名字。

太陽雖然是恆星，但也會旋轉。初步觀察太陽的真氣有兩種旋轉方式，一是順時針，一是逆時針。

當太陽之氣在中午通過太陽穴進入人體後，並不是直接貯存在大腦，而是直接歸流到人體的太陽二經：一是膀胱經的膀胱區域；二是手太陽小腸經區域。所以前人六經及經絡歸屬於六經的分類方法，確實是經過長期觀察，有客觀依據的。不僅僅中草藥歸經，連宇宙中的星星也是按真氣性質歸經入位的。此謂天地有道。

我的觀察筆記

太陽

觀察時間：二〇〇七年十一月十九日

1

觀察到太陽中有一個黃色、旋轉的洞；太陽四周，有個方形的暈框；方暈框內，還有一個圓形暈帶。太陽並不像我們肉眼看到的那麼簡單。

2

這種一串串像葡萄的東西，是太陽傳給人的精氣，顏色是黃色的。

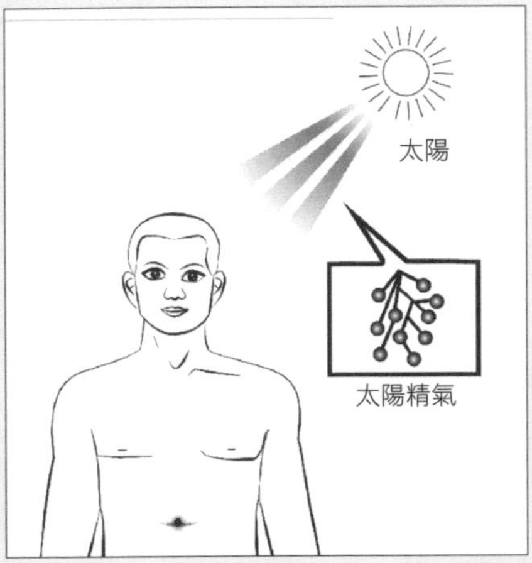

圖2 傳給人的太陽精氣呈葡萄狀，光色為黃色。

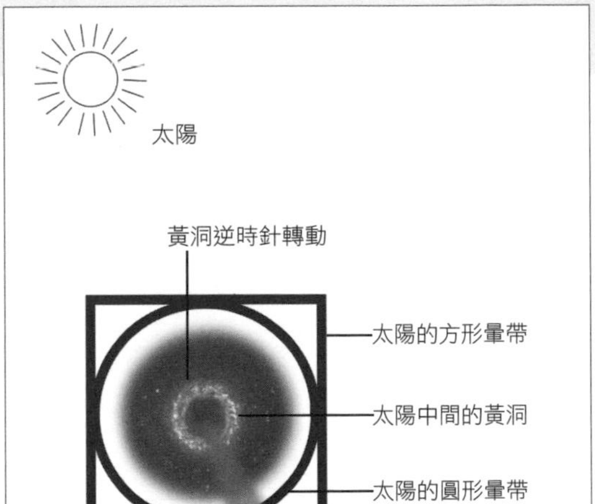

圖1 作者在內證狀態下觀察到太陽結構。

3

太陽多在中午時間給人體輸送太陽之氣。其他時間太陽也能夠根據人體的需要，爲人體補充太陽眞氣。大腦上的太陽穴，就是專門供太陽輸氣的一個穴位。此外，太陽對心臟有直接影響。午時太陽傳太陽之氣給人體，然後人體中的眞氣從督脈上升，從大腦前面下降，過心臟，入於腎臟系統。心腎在此時交通。

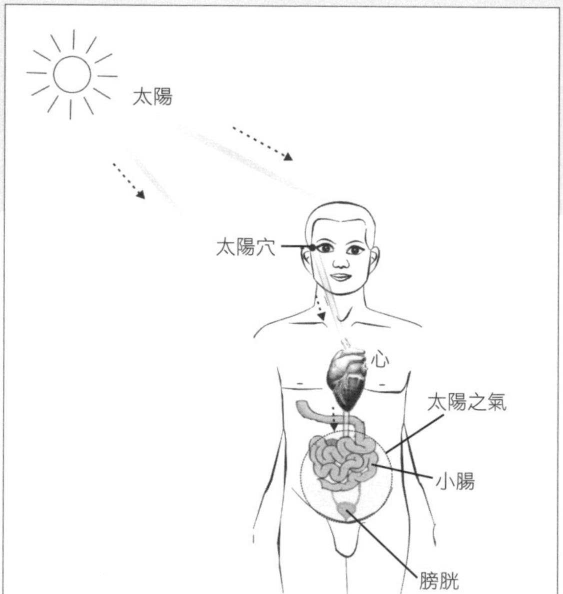

圖3 太陽真氣從太陽穴進入人體，再經心臟往下送往小腸、膀胱等系統。

月亮

月球是離地球最近的天體，圍繞地球運轉，是地球唯一的天然衛星，與地球距離約三八・四萬公里。月球上白天溫度高達攝氏一二七度，夜晚溫度可低到零下一八三度。月球上的日光強度比地球上約強三分之一左右。月亮比地球小，直徑是三四七六公里，體積是地球的四十九分之一，換句話說，地球裡面可裝下四十九個月亮。

月球的真氣，屬於三陰三陽中的太陰之氣，月氣是人體中太陰之氣的重要來源。從內證觀察來看，人類對月亮的瞭解還太少，月球上有極為豐富、複雜的陰陽物質運動，並不是像我們用衛星拍攝的禿山寂滅的表象。月系的結構，也比我們現在瞭解的更為複雜。

如同太陽是中醫三陰三陽的太陽之真氣的尺規，月亮也是人體太陰真氣的標準。月亮真氣是人體六經太陰之氣的基準和尺規，月亮和肝臟、脾臟、肺臟的關係，如同太陽和心臟、

六經之氣與六經

六經到底是什麼？首先，當然一定包括人體小宇宙的六經實體，主要是經絡、皮部、經筋和臟腑；其次，是包括與人體六經共氣的天上星宿、空間，這個就是大宇宙中的六經了；這也是六經之氣的主要來源。比如人體中的太陽經，如果不聯繫到太陽，恐怕就無法談。肝經若不涉及到月亮和木星、東方七宿，既無法理解，也根本不能存在。

六經真氣所對應的星宿，即所謂天上的六經，應當看成是人體六經絕不可分割的重要組成部分。因為天上的星宿（特別是七政），對人體生命的影響實在太大了，大到我們現在還無法完全理解。

所以中醫的「六經」，是一個人的大宇宙與人的小宇宙天人合一的概念。一個普通的中醫大夫號脈，切的是病人的寸、關、尺，以診查患者的六經氣象。而患者六經之氣的另一端，可能遠在數萬、數百萬光年之外。

膀胱及小腸的關係。月亮的真氣較為清純，厚白中泛著微微的青色，和燒開牛奶上面浮著的那一層油顏色相近。

人的頭上也有月亮給人體輸氣的專門穴位。月亮對人體的影響還沒有受到足夠的重視，但已經有研究表明，女性的月經週期受到月亮運動的影響。然而，月亮對人體的影響，絕對不只如此。

人體中的脾經和肺經為太陰經，脾臟的旺相，高峰就在於脾臟納月亮的太陰真氣。

木星、火星、土星、金星、水星

為什麼我們的祖先把這五顆星，分別命名為木、火、土、金、水？這和內證有直接關係。

前面我們提過了，太陽主太陽真氣，而月亮主太陰真氣。那麼，七政剩下的這五星又主什麼呢？這五個星像五個總理，各自分管一攤：木星負責給肝膽輸送真氣、陰陽物質、五行物質和精氣；火星負責給心臟輸送真氣、陰陽物質、五行物質和精氣；土星負責給胃和脾臟輸送真氣、陰陽物質、五行物質和精氣；金星負責給肺臟輸送真氣、陰陽物質、五行物質和精氣；水星負責給腎臟輸送真氣、陰陽物質、五行物質和精氣。以上都是內證觀察的結果。所以，這五顆行星命名，也是從內證觀察中得來，因為我們的五臟正好有五種基本的五行屬性，而這五星對人體輸送真氣的歸類，正好與五臟相對，有基本不變的對應規律——木對木、金對金、水歸水等。

觀察到木星輸送給人體的真氣，是青色的；火星輸送給人體的真氣，是橘紅色的，接近黃色；土星輸送給人體的真氣，是淺土黃色，接近黃土色；金星輸送給人體的真氣是白色；水星輸送給人體的真氣，則是黑色的。這五星的真氣顏色，會隨著時間、條件的不同而產生變化。

這五星給人體所輸送的真氣，是按照時間規律進行的。這種時間規律，有大旺相和小旺相兩種。大旺相在下文的二十八星宿會講到，小旺相則在下冊可以看到較為詳細的圖文介紹。比如寅時肺經旺相，就是在凌晨三至五點，此時七政中的金星一定會同步旺相，給人體傳來金星的金氣，金星的金氣再與人的肺臟氣交。到了辰時（早上七至九點）則是胃經旺相，此時土星值班，不但土星自己會下傳真氣給胃，它還會協調與胃腑相應及有關聯的星宿下傳真氣到人體的胃。胃中真氣滿了，就會自動流向脾臟。

火星值班於午時，就是中午十一點至下午一點，主要直接作用於心臟，給心臟傳火氣。火星所傳給心臟的

表3-1　五星與人體臟腑的對應表

星名	真氣顏色	對應人體臟腑	旺相時辰
木星	青色	肝臟、膽	子、丑時（晚上十一點至凌晨三點）
火星	橘紅色	心臟	午時（中午十一點至下午一點）
土星	淺土黃色	胃、脾臟	辰、巳時（早上七點至十一點）
金星	白色	肺臟	寅時（凌晨三點至五點）
水星	黑色	腎臟	酉時（下午五點至七點）

真氣有多種內容，有時是大簇的少陰物質。水星值班於酉時，就是下午五點至七點，真氣色黑，直接給腎臟傳腎水之氣，氣寒涼。

所以你看，太陽、月亮以及天上這五個總理大臣，日以繼夜地為人類的生命工作，真是挺辛苦的，可以說是我們人類在宇宙中的公僕。

二十八星宿與四靈

六千四百年前的大宇宙圖

一九八七年，河南濮陽西水坡在修水庫時挖掘到一個距今六千四百年的部落領袖墓葬。在亡者的身側右邊（東方）有青龍、左邊（西方）有白虎，兩者都是用蚌殼及卵石構成（見圖3-9）。這個考古發現，說明我們的祖先已經對內證方法掌握得非常精確，具有極高的內證水準。那時我們的祖先對二十八星宿真氣的四靈之象，與人體中的四靈關係，已經非常清楚，否則也不會把青龍和白虎擺放在亡者的身體左右。而其含意也非常明確：大宇宙，天人合一。

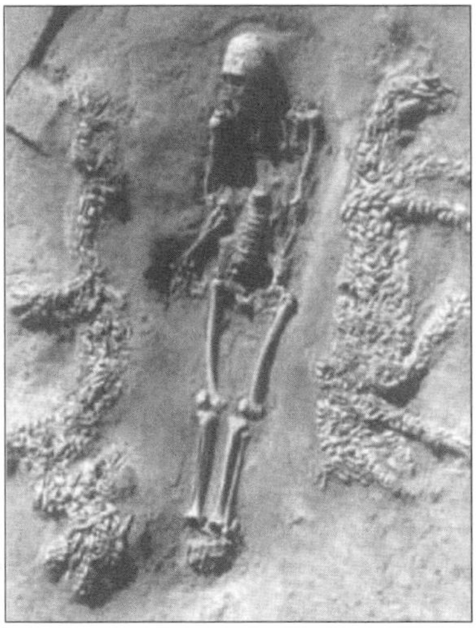

圖3-9 在距今六千多年的古墓穴中，已有左青龍、右白虎的造型物件。（1987至1988年間出土，出自河南濮陽西水坡遺址）

為何筆者要這樣講？因為這是觀察得出的結論。

二十八星宿分為四組，每組七宿。按筆者的觀察發現，每組七個星宿主一個季節的旺相，只要節氣時間一到，那就是與時間相對應的某方七宿開始工作的命令，這些星宿就會開始對人體中所對應的四臟中的某一臟傳輸真氣、陰陽、五行、信息物質及精等。該臟器就會出現大旺相，而人體中的其他臟腑也會受到真氣傳遞，但接受到的真氣相對會比較弱。

比如立冬一到，一陽始生，就是北方七宿旺相開始工作的時間。當北方七宿旺相工作時，西方七宿、南方七宿、東方七宿，基本上會完全停止工作，不再旺相，也就是只有北方七宿這一方星宿旺相。與此相對應的人體是腎臟，也會同步大旺相。這是筆者觀察到的一個生命—宇宙一體所表現出來的特殊現象。雖然在古代文獻中有很多這樣的記載，但親身觀察到這種情況仍讓人大為驚訝，感嘆自然真是太不可思議了。

四靈是如何產生的？

更不可思議的，還在後頭。古代文獻記載東西南北四宿，各有一靈：南方七宿為朱雀、西方七宿為白虎、北方七宿為玄武、東方七宿為青龍，統稱為「四靈」（見圖3-10）。在筆者的觀察中發現，當二十八星宿一方旺相運動時，有時這一方星宿的真氣會凝結成所對應的四靈之一的樣貌。比如我曾經在冬天北方七宿旺相時，觀察到玄武（龜蛇合體）樣子的真氣，與人體進行氣交。其實，因為二十八星宿是相對不變的，它們運動所產生的真氣，就像天上的雲彩一樣，會具有某種形態，這是很自然的，就像龍捲風、颱風也具有基本的樣

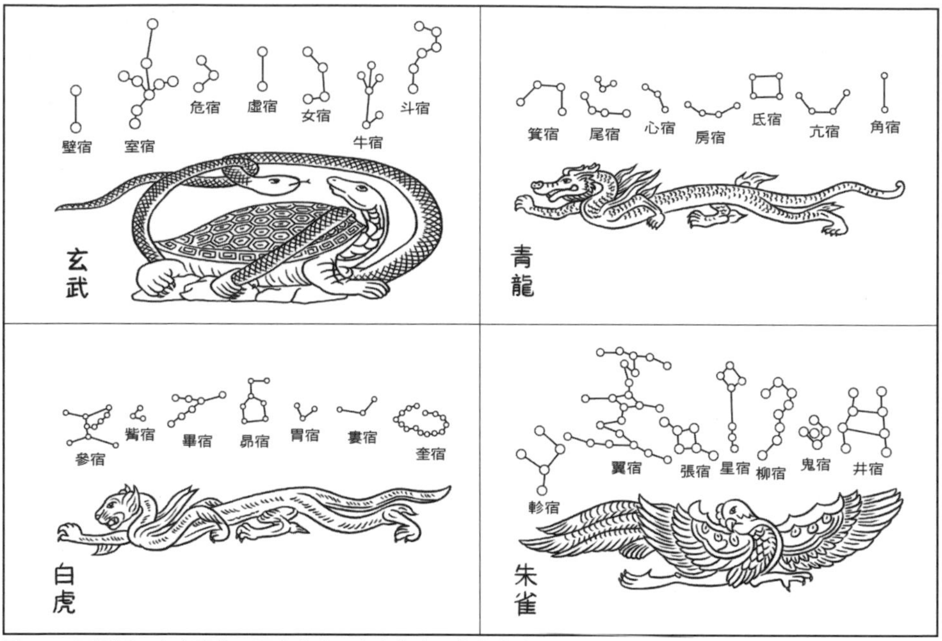

圖3-10 四靈圖：東方青龍、西方白虎、南方朱雀、北方玄武。

子，原理是類似的。

四靈，其實是指二十八星宿某一方真氣旺相時，在內證觀察下所看到的真氣形狀。冬天北天七宿的真氣，有時形狀如巨龜；春天東方七宿的真氣，有時如巨大的青龍。漢字的「靈」字，本意就是指有火一樣光射的星星。我們的祖先在六千四百多年前，肯定也是在內證中觀察到了這種自然現象——星宿會產生有形狀的真氣。因此，在當時那個重要人物的墓葬中，才會出現左青龍右白虎這樣的圖案安排，以標示出人在宇宙中的位置。因此我們可以說，河南濮陽西水坡遺址的出土墓葬，實際上是一幅「上古大宇宙圖」。

距今六千四百年前到距今八千年這一段時期，正是伏羲氏和女媧氏生活的時代。我們不能高估那個時代對宇宙自然的探索水準，但過低的估計也會把我們當代人的智慧和道德看得太高，而視過去的一切全是愚昧。內證觀察的水準在那個時代，已經達到了一個前所未有的高峰時期。有些真理，未必是科學發達了就能認識得更清楚的。

二十八星宿

再來仔細看一下二十八星宿。中國古代把南中天的星宿分為二十八群，並按照它們沿黃道所分布一圈的方位和順序，分為東西南北四組，分別為東方七宿、南方七宿、西方七宿及北方七宿。宿，是天上的房屋宮闕之意，每宿由數個星組成，有的則是一個大星團，例如昴宿就由一千多個星構成。

表3-2 四靈與二十八星宿

東方蒼龍七宿	角、亢、氐、房、心、尾、箕
南方朱雀七宿	井、鬼、柳、星、張、翼、軫
西方白虎七宿	奎、婁、胃、昴、畢、觜、參
北方玄武七宿	斗、牛、女、虛、危、室、壁

我們祖先觀察到的二十八星宿，確實是一個完整的整體性結構。根據觀察可得出以下的結論：其一，二十八星宿按時間順序做逆時針運動，但它整體的五行性質是相生的，比如冬天北方七宿旺相運動，春天東方七宿旺相運動。其二，它有一體化的聯繫性結構（參見卷五的五運六氣）。其三，它能夠衍生新的氣運，中醫所稱的五運六氣主要就是在此一環境中產生的。

我的觀察筆記

北方七宿

觀察時間：二〇〇八年春節前

1

時值冬天，觀察到北方七宿中的虛宿與其衛星。

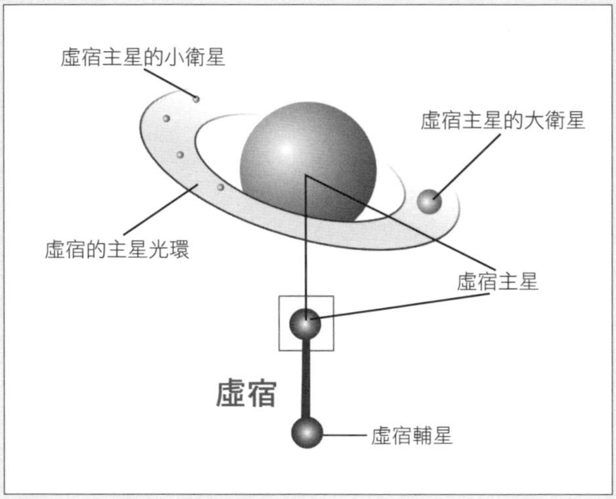

圖1 作者內證觀察所見的虛宿星圖。

2

觀察到虛宿的主星眞氣做環形逆向運動，中間有一個特別大、運動特別強的黑洞（見圖2）。這個大黑洞運動的強度罕見（見圖3）。

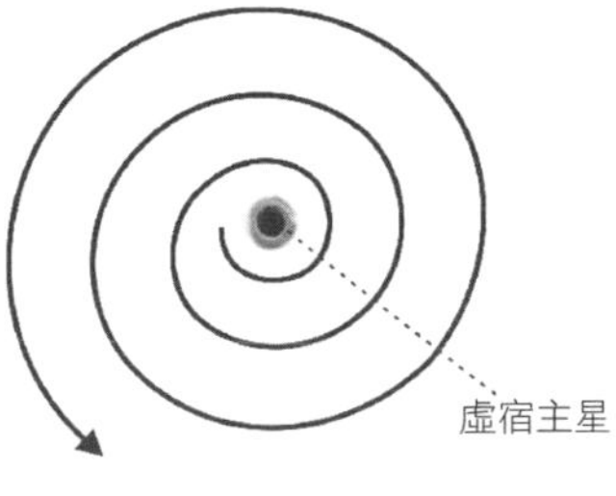

圖2 虛宿主星中間有個黑洞。

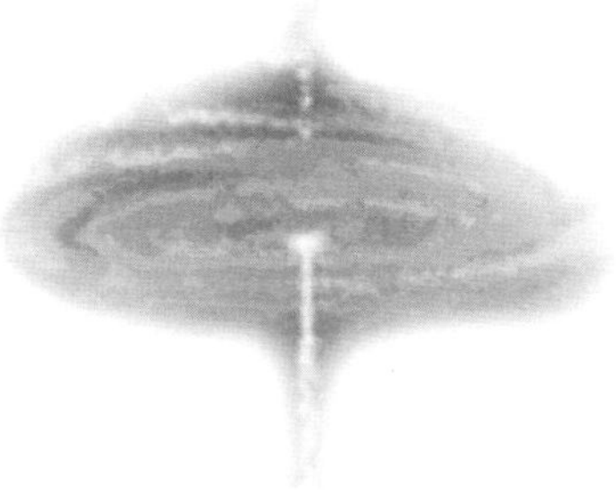

圖3 虛宿主星的黑洞運動強度罕見，向外噴射。

3

虛宿傳輸陰陽物質至人體腎臟，其形狀與精蟲類似。圖4是筆者當時觀察到的：虛宿眞氣在人體後背的傳輸路徑。

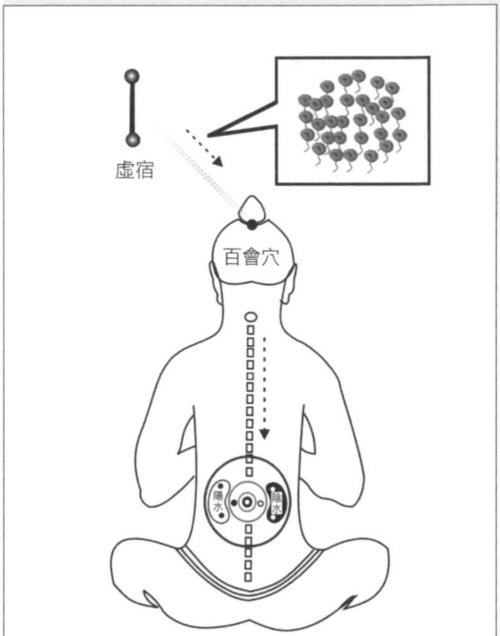

圖4 虛宿下傳精蟲狀的陰陽物質給人體，在人體中有特定的傳輸路線。

大旺相

天上的二十八星宿分季節不同值班旺相，從內證觀察結果看來，初步證明確實是如此。冬天三個月是北方七宿旺相，秋天三個月是西方七宿旺相，夏天三個月是南方七宿旺相，春天三個月是東方七宿旺相（其中包括脾臟寄旺於四季各十八天，並於農曆六月旺相）。而且，這種二十八星宿按四方分四季旺相的宇宙空間規律，會直接影響到人體五臟的旺相。人體的五臟也直接和二十八星宿相聯呼應，分別在四季旺相：春是肝臟與東方七宿同步旺相，夏是心臟與南方七宿同步旺相，秋是肺臟與西方七宿同步旺相，冬天是腎臟與北方七宿同步旺相。而脾臟則為土，旺相於四季。

⊙與天同運大旺相

人體的肺、心、肝、腎四臟與二十八星宿中的四方星宿同步旺相，本來就是個奇蹟。而且，進一步觀察還會發現，這種旺相，和我們研究十二正經時發現的十二正經的旺相，並不是一回事。相較之下，十二正經的旺相是小旺相。

大旺相，是指當二十八星宿某方旺相時，人體中的對應五臟之一會產生較強烈的旺相運動。這種旺相，我暫時取個名字，叫大旺相；之所以稱為「大旺相」，是因為旺相強度大，時間也較長。

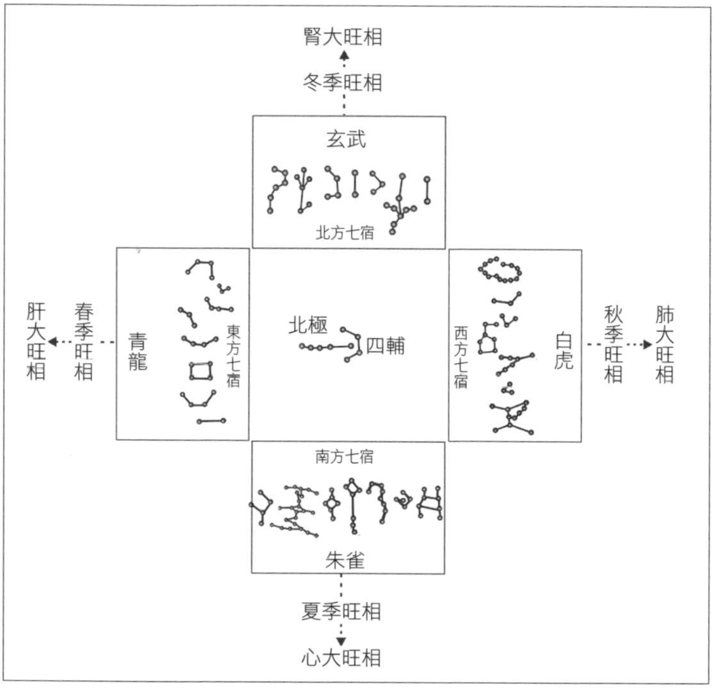

圖3-11 二十八星宿與人體五臟會隨著季節同步旺相，比如冬季是北方七宿及人體的腎臟同步旺相。

表3-3 二十八星宿與人體五臟的四季旺相

季節	二十八星宿	人體五臟	所屬五行
春	東方七宿	肝臟	木
夏	南方七宿	心臟	火
秋	西方七宿	肺臟	金
冬	北方七宿	腎臟	水
＊脾臟屬土，旺相於四季。			

大旺相一次的時間，是一季；大旺相一周，是一年。七政也參與了整個大旺相。

大旺相最重要的特點：其一，是與同性質的二十八星宿的一宿，同步旺相運動及氣交。其二，是旺相運動比十二經運動要強烈得多，比起其他臟腑，這一季中這一臟的旺相占了主導地位。小旺相則受到大旺相的制約。其三，是大旺相經常伴隨著該臟器（比如肝臟）中的真氣進行複雜、有軌道的運動，甚至會出現多真氣、多軌道運動的情況。

人體五臟和二十八星宿同步旺相是客觀存在的事實，也是中醫的基本依據之一。這種大旺相，一定會和二十八星宿的輪流旺相同步進行，都是在內證狀態下可以進行具體觀察的。

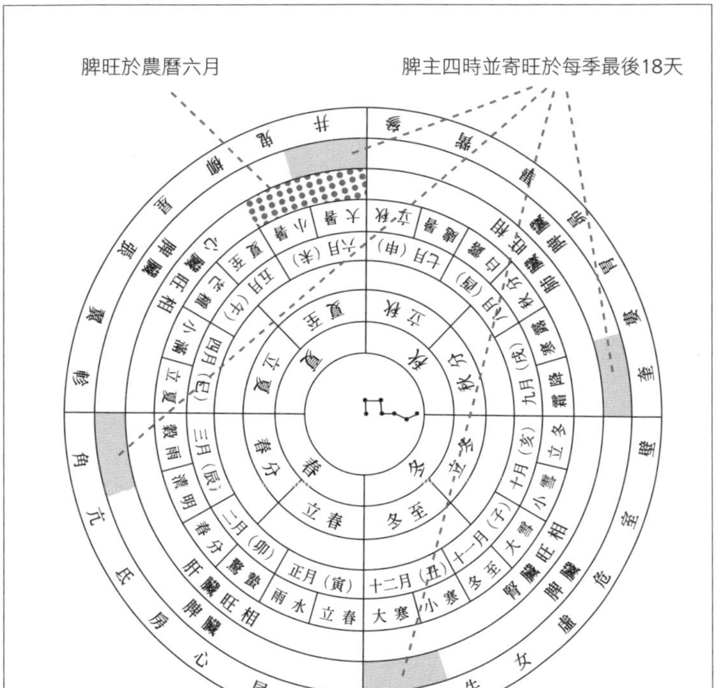

脾旺於農曆六月
脾主四時並寄旺於每季最後18天

圖3-12 脾臟的兩類大旺相：一類是每季最後十八天，一類是在每年農曆六月。

⊙脾臟的兩類大旺相

《黃帝內經》認為，脾臟分別寄旺於每季的最後十八天和農曆六月，經過初步觀察，《黃帝內經》的這一結論，是真實、客觀存在的生命現象，不是虛構。圖3-12是脾臟的兩類大旺相，脾臟大旺相時，一般人都能感受到以下的主要特徵：消化好、吃得多、能吃肉、長胖、屁多、大便正常或稍多、氣順，以及小腹見長。

脾臟的兩類大旺相，第一類是每季最後十八天的大旺相，這種旺相和月亮處在最圓期間直接相關。脾臟的第二類大旺相，是在每年的農曆六月，這和太陽、地球直接相關。以中國北方來講，時當夏天夏至後的小暑及大暑這段期間，人體中一陰已生，陰長陽消。外面太陽最熱，地球表面溫度最高，太陽真氣射脾和心。第二類大旺相中間，還有一次月圓過程。

⊙與時俱進的小旺相

在地球自轉一周的二十四小時內，人體的十二正經按著一個固定順序，每兩個小時有一條經絡旺相，每一天十二正經完整旺相一遍。這種每兩個小時一次的旺相，就叫小旺相。小旺相一周為一天。二十八星宿和七政（日月五星）也全參與了小旺相。相較於大旺相，小旺相的強度較弱，時間也較短。

二十八星宿的三陰三陽

二十八星宿每一方位的七個星宿，其下照的真氣氣色不同，這是真實不虛妄的。每個星宿下傳的真氣，會進入人體的不同臟腑，具有以一個臟腑或兩個臟腑等為主的歸經現象，這一點和中藥很類似。星體的真氣也可以像中藥一樣，歸於人體中的一經或者數經；否則星宿下傳給人體的真氣，就絕對是亂了。簡單來說，某個星宿的真氣至少可以歸於六經中的某一經。

古代先賢早已經發現了這個現象。以西方七宿的胃宿為例，其真氣為黑色，真氣歸入了人體的胃腑和脾臟；昴宿，在西方七宿中多為值日星和主星，真氣主要進入肝臟；東方七宿的心宿真氣歸於心臟，並轉動心臟部位的七十二候穴（參見卷七）。表3-4是筆者對於西方七宿六經圖的一個簡單的觀察記錄。

表3-4 西方七宿的歸經及相應臟腑

星名	光色描述	六經歸經	歸臟腑
奎	淡金黃色	陽明經	大腸、胃
婁	更淡的金黃色	少陽經	膽
胃	黑色	中土	脾、胃
昴	淡金黃色	太陽經	心及全身
畢	濃白奶油色	厥陰經	肝
觜	月青色	太陰經	脾
參	濃黑	少陰經	腎

注釋

❶ 中醫六經是指太陽、陽明、少陽、太陰、少陰及厥陰經。

❷ 天癸具有化生精血的功能，從而使男女具有生殖能力。天是指其源自先天，而癸是指其本質屬天干中的癸水。

【卷四】◈

活生生亮晶晶的陰陽

陰陽、三陰三陽和五行，這些都是中醫所依據的最基本及最重要的物質，如果因為當代科學尚未發明能夠觀察它們的儀器，就把陰陽、三陰三陽和五行只當成哲學概念來看，那絕對是錯得離譜。內證狀態中觀察到的陰陽、三陰三陽、五行，都是具體、客觀又真實存在的「無」物質。事實上，在有物質和無物質這兩大類物質當中，都存在著陰陽、三陰三陽和五行物質。

陰陽、三陰三陽和五行物質這三種物質，是一個整體，一個大家族，只是為了方便認識，而分開來命名罷了。我們還可把無物質按屬性再細分成兩大類，分別命名：一類叫陰物質，一類叫陽物質，簡稱陰和陽；而陰陽物質的運動，則衍生出了各成系統的五行和三陰三陽物質。

陰陽是有結構規律、組織規律的，把人體和宇宙中有組織、有結構的陰陽物質，按其陽氣程度和陰氣程度，我們的老祖宗把陰陽之氣分為三陰三陽，陰氣有三種，陽氣有三種，一共是六種。我們每個人身上的十二正經，每二經歸屬於三陰三陽中的一氣，所以這裝滿了三陰三陽真氣的十二正經，又稱為六經。

就像現在電腦傻的只能運行微軟的XP一樣，人體中有專門管理、運動、運化、利用、貯存陰陽和三陰三陽物質的器官，那就是五臟六腑。五臟，就是指心臟、肝臟、脾臟、肺臟、腎臟，又歸屬於五種屬性，分別運化產生五種不同的真氣，供給人體生命。五臟這五種不同處理真氣的功能，以及五臟產生的五種真氣，我們的古聖先賢也給它們取了名字，那就是「五行」。

我們的老祖宗用太極、河圖洛書、九宮、易圖來表示從陰陽物質到三陰三陽，再到五行這樣一個無物質的衍生和運動過程。這些圖非常客觀、精確、具體，描繪的就是陰陽物質的運動過程。這裡的每張圖，要是把它們講述的運動過程詳細描繪記錄下來，我們可能需要一個比現在使用的軟體大上N倍的東西。

宇宙自然中也客觀存在著陰陽、三陰三陽和五行物質，大宇宙和小宇宙的道理都是一樣的。長時間以來，我們把陰陽當作哲學概念看，不知它是誰。好比是我們和我們的父母分別了三百年，即便天天見面，我們也不認得他們。由此可見，中國傳統文化中優秀成分傳承的斷絕危機，已經到了什麼程度。這是很可怕的事，也是我們的悲哀。

陰陽物質

我們生活中接觸到的陰陽

在我們所生存的環境中，太陽一出來，陽光一照，周遭就變得暖洋洋的，這是陽，是最外在的陽氣，用肉眼就看得出來。由此衍生出來的陽性東西，那就更多了。萬物生長靠太陽，太陽系的生物，沒有陽，活不下去。人類的文明，就是太陽文明。古埃及人和古代中國的四川人，拜太陽為神。晚上月亮出來，那就是陰。此外，陰晴天、消長現象、男女雌雄之別，還有山南為陽、山北為陰，火為陽、冰雪為陰，我們肉眼看到的陰陽無處不在。

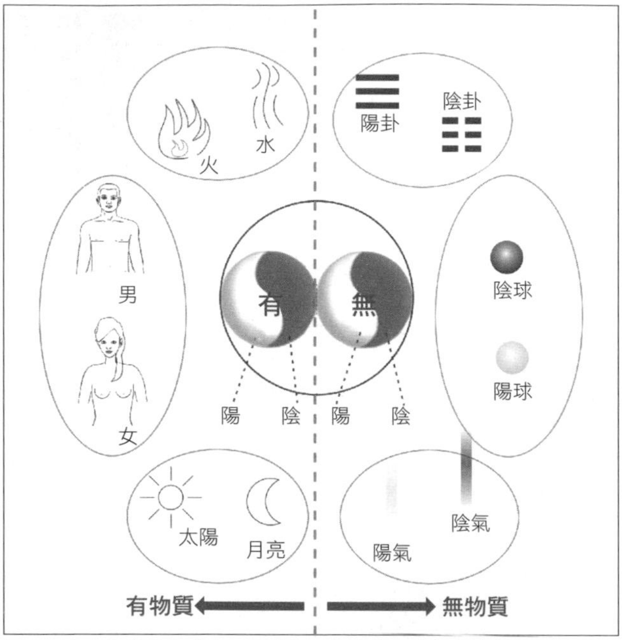

圖4-1 宇宙物質分為「有」跟「無」兩大類，有無兩大類都包括陰陽物質。

內證下的陰陽

陰陽是無物質的一大歸類，底下可再細分出更多類別，形式和樣子更是多種多樣，比如氣光態、球態等。

最基本的陰陽物質，有資料、有色彩、有形態，而且是呈動態變化的。在內證狀態下所觀察到的陰陽，具有極具體的物質特徵，將來一定能夠用科學語言來進行表述，就像看電視一樣，也可以看到活生生、亮晶晶的陰和陽。

陰陽之氣

人體和宇宙中的光與氣，都有陰陽之別。我們前面講過，陽氣的代表是太陽，陰氣的代表是月亮。傳統上還認為，地球給人的氣，也是陰氣。事實上，陰一類和陽一類的氣，有無限多種。有個詞叫「陰陽怪氣」，說的是一個人的陰氣和陽氣失調，不正常了。

真氣是宇宙間最基本的陰陽物質。我的老師把真氣分為陰陽兩類，又把這陰陽二真氣再按真氣層次分為三種，用三個漢字表示：第一個是氣──真氣；第二個字是炁；第三個字是気。

陰球和陽球

我們可以看看河圖洛書及易經上的一些圖，繪了很多黑白兩色的小圓點，那是中國古代對陰球和陽球最簡單的表達方式。這些圖上的圓點，代表的是古代先聖在內證狀態下所觀察到的陰球和陽球。陰球和陽球都屬於「無」物質，是肉眼看不到的。內證觀察到的陰球和陽球，是活靈活現、運動著的物質。

陰球與陽球

陰球和陽球都屬於「無」物質，是肉眼看不到的，它們是構成陰陽物質的基本組成分子。在古代的河圖洛書及易經上，都繪了很多黑白兩色的小圓點，這些就是古人對陰球和陽球最簡單的表達方式。

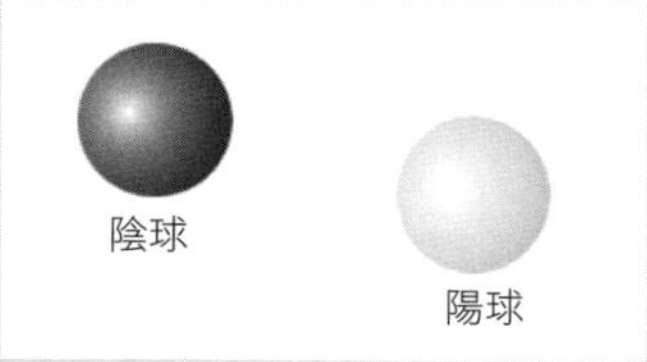

圖4-2是根據我在二〇〇七年冬天某日中午觀察到的真實畫面所繪成的：虛宿與人體互傳球體的陰陽物質。一般情況多是星宿給人體傳送陰陽物質，而這次觀察到的情況很怪：人也給虛宿傳陰陽球體物質。為什麼會這樣？虛宿的虛宿一距離地球約五百光年，人體有這樣強大的力量能把陰陽物質傳到虛宿嗎？還是陰陽物質運動本身沒有距離和時間限制呢？

外太空的星宿會經常性地傳給人體一種陰陽物質，這種東西大都是一些小圓球。這些小圓球，有些大一點像綠豆，多數小如高粱穗粒。從色澤上來看，這些小圓球，分陰分陽，有陰球和陽球兩大類。每個星宿傳下來的陰陽球，其色彩跟大小都不同。

我所觀察到的最大的一種陰陽球，是二〇〇八年夏天，球為火紅色，比我們春天吃的大紅櫻桃還要大一些，這些陽球源於火星，入於心臟。這些小圓球是什麼東西？在人體中有什麼作用？存在人體的哪裡？這些我都不知道，我只知道這些陰陽小球就是很具體的陰物質和陽物質，是除了氣態陰陽物質以外的第二種很具體的陰陽物質。

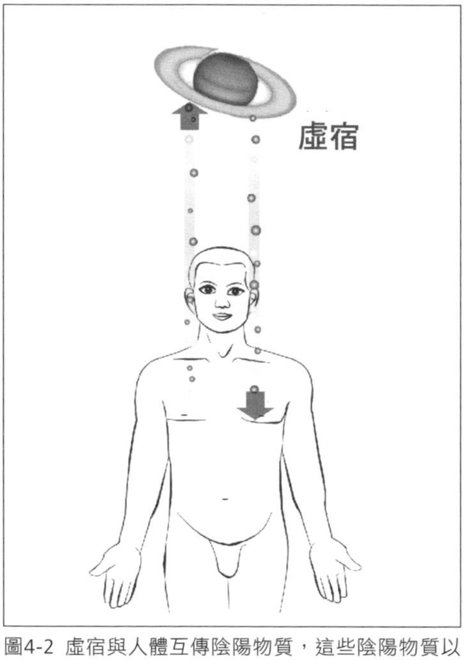

圖4-2 虛宿與人體互傳陰陽物質，這些陰陽物質以球體呈現。上圖是根據作者的內證觀察所繪製。

這些小圓球，是純陰純陽的東西。星宿要傳給你，你不想要也不行。由上文可知，我們確實無法再把陰陽當成哲學概念玩了。

陰陽無所不在

基因科學已經用特殊儀器觀察到了奈米（10^{-9}公尺）級水準，只有在奈米級水準和近奈米級水準，我們才能觀察到基因的雙螺旋結構和基因所包含的原子。以下是我在一個偶然的機會所做的一個嘗試，在奈米級水準上對陰陽物質進行一次觀察。觀察的對象是人體的三焦部分，主要集中在中上焦。有點理性的讀者，可能會覺得筆者很荒唐和怪誕，就當作是一種探索吧。我想，未來當人類有一天發明了能直接觀察陰陽物質的儀器的時候，對我們現在的嘗試，會有一個客觀的評價。

以下筆者的觀察記錄，是在相當於奈米這樣細微的水準下進行的，在這樣的層次，同樣存在著中醫所講的陰陽結構，球態的結構高度密集，可分為陰陽兩大類，其中陰者往下流動，而陽者上升，這同樣是遵循陽升陰降的規律。而且，在這樣細微的尺度下，仍然可以觀察到黑洞式的氣旋在運動，這種黑洞式的氣旋迫使陰陽球發生漂浮、上升、流動等現象，同樣是遵循陰者下降、陽者上升的原理。

當陰球像流水一樣往下降後，在一瞬間，還可觀察到陰球流下的管道底下有一排整齊、有一定直徑的小孔洞，如同穴位一樣的構造。在這麼微小的尺度下，中醫所依據的空無一類的陰陽物質仍然按自己的規律運動，那麼是誰在管理它們呢？

在奈米尺度下所觀察到基因屬於實有一類的物質，不論基因多小，仍然有空無一類的物質與其相伴。這種層次的內證觀察，與大尺度或正常尺度下的內證觀察，雖然內容有所不同，但規律相近，其基本是一致的。

當代生命科學開足了馬力，跑了好久好遠，回頭一看，中國傳統生命科學和中醫所認知的人體生命，卻仍是一個未解的奧祕。

我的觀察筆記

人體三焦的陰陽球運動

這是在內證狀態下，以奈米級水準為內證觀察層次，所觀察到人體中的陰陽球運動的狀態。

人體的三焦部位

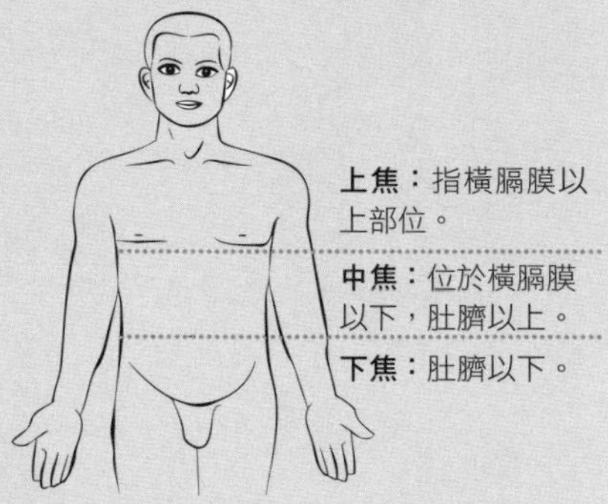
上焦：指橫膈膜以上部位。
中焦：位於橫膈膜以下，肚臍以上。
下焦：肚臍以下。

1

開始時，以少陽類球爲主。圖中白色的球爲少陽類球，屬於陽物質；黑色的是陰球，屬於陰物質。所觀察到的陰陽球直徑，也較以往在人體中觀察到的陰陽球直徑小得多。

2

接著觀察到四次黑洞旋轉運動現象。一個接一個的黑洞旋轉運動，使圖1觀察到的密集陰陽球狀態發生變化，觀察位置是在中焦。這可能是人類迄今爲止觀察到的最小黑洞了。

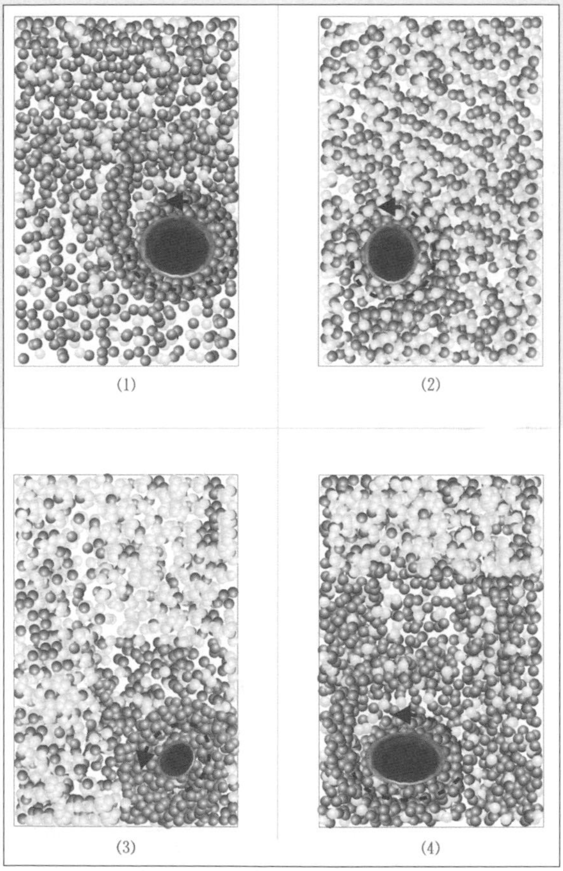

圖2 作者觀察到的四次黑洞旋轉運動現象，連帶牽動了周遭陰陽球的變化。

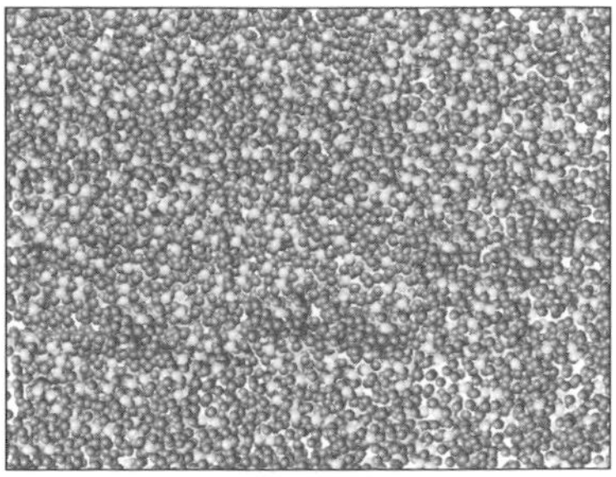

圖1 開始時，陰陽球的運動狀態。

3

接著，陰陽球多數消失，留下的陰陽球浮在黑色眞氣的表面，黑色眞氣中什麼也看不到。請注意，球下面的空間，充滿了黑色的眞氣。

4

然後如圖4所示，陰球下降的速度變得很快，像是在一個水道中筆直往下流一樣。下降主要集中在中焦和下焦兩個部位。

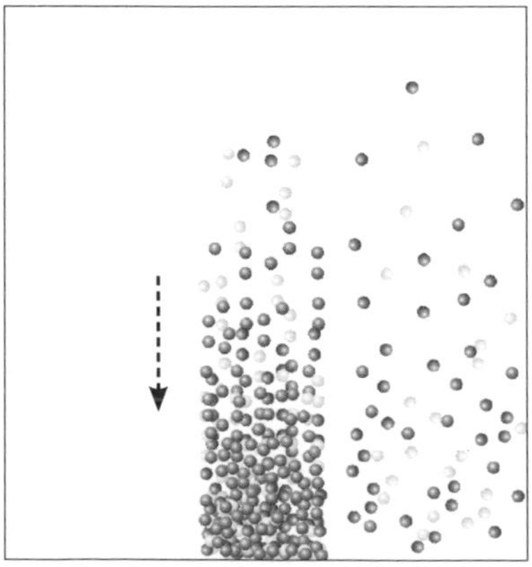

圖4 陰球筆直往下降，速度很快。

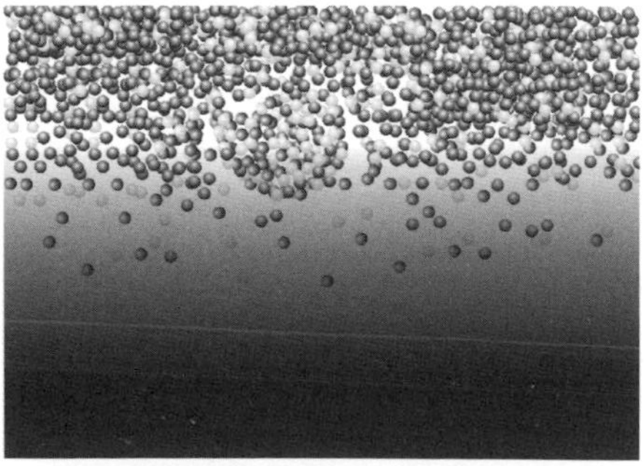

圖3 留下來的陰陽球浮在黑色真氣的表面。

5

下降後的那一瞬間顯現出一排穴道，在如此精密的層次，人體中還存在著穴位。

6

接著，陽球上升，上升的全是陽球。同樣排得很整齊，一直上升到喉下邊，主要集中在上焦部位。易經及中醫都講陰降陽升，這就是了。

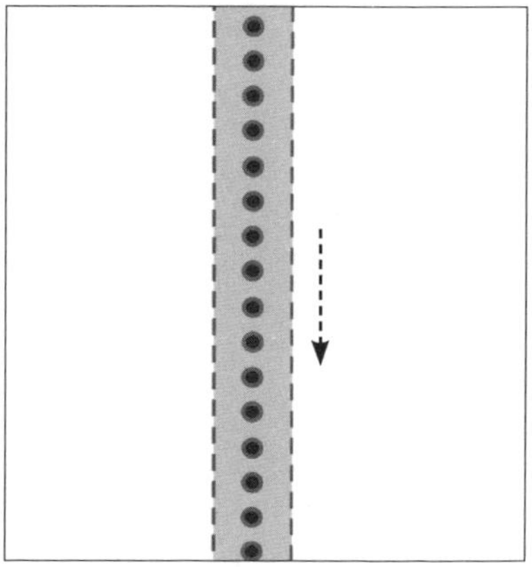

圖5 陰球下降後，顯現出一排穴位。

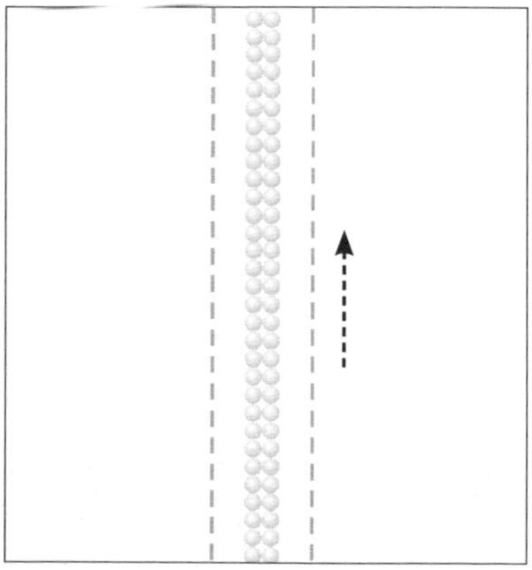

圖6 陽球上升，一直上升到喉下邊，主要集中在上焦部位。

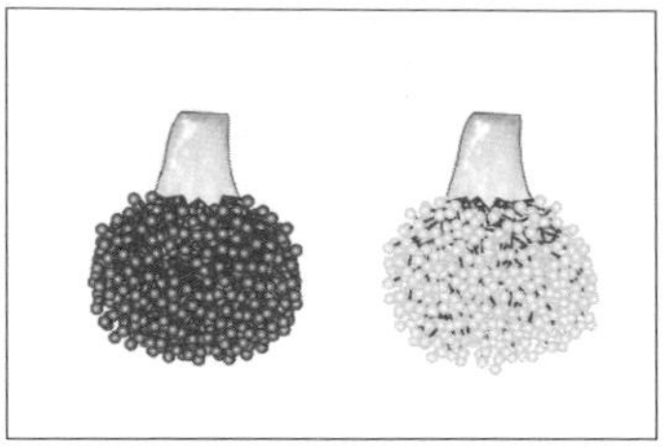

圖4-3 星宿給人體傳輸的精氣雖然結構各異，但都分陰陽兩大類，黑者為陰，白者為陽。

傳精

星宿給人體傳輸的精氣，結構有很多種類型，色彩各異，黑色者為腎水之精。星宿給人體傳的精，陰陽分類是明確無疑的。

大易陰陽

大易是無物質中另一種特殊的陰陽物質，是人體和宇宙自然中的怪傑。這種東西本身就是由陰爻和陽爻兩種東西構成的，樣子和我們現在從易經書中所看到的，基本上是一樣的。大易表達的是系統性、複雜的陰陽、陰陽結構、陰陽運動及衍生。大易和五行一樣，都是比較高級和複雜的陰陽物質系統。

圖4-5是用一陽爻表示天，而用一陰爻表示地。爻就是一種無物質的實體，是實際摹擬和描繪的宇宙兩種特殊物質——

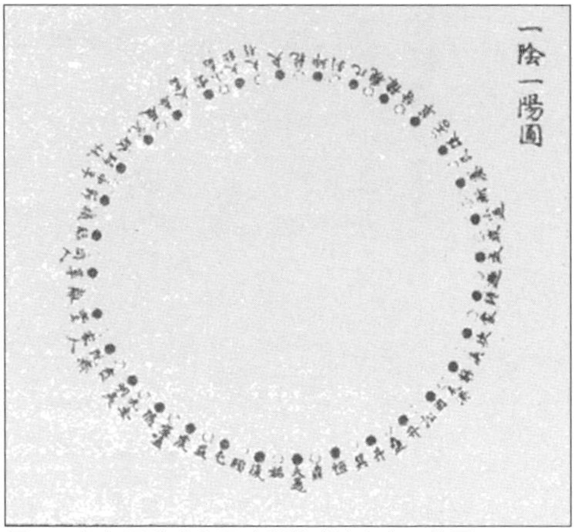

圖4-4 古人用陰球和陽球所繪成的六十四卦圖。

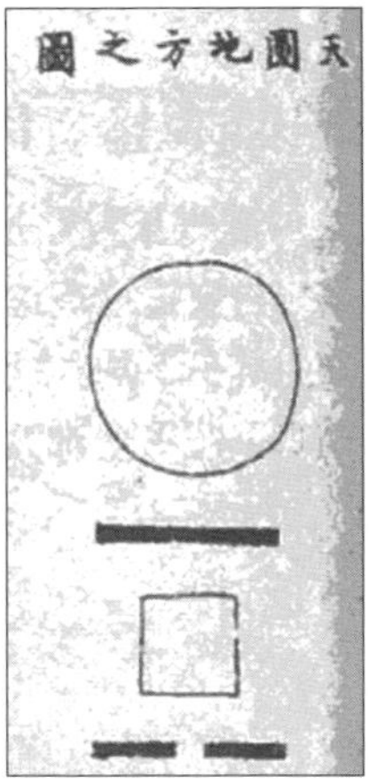

圖 4-5 古代的天圓地方圖，以陽爻「—」代表天，以陰爻「– –」代表地。

大易物質的形態，易經中所畫的爻就是按照我們祖先在八千年前觀察到這種特殊無物質的樣子所畫下來的。

從上面幾類例子可以看到，中醫、中國人講的陰陽，追究起來其實是很具體的，並不是抽象和虛無縹緲的東西。只是我們對陰陽這類物質知道得太少，而誤解得太多。

中藥中的陰陽

在內證狀態下，中藥的陰陽物質是中藥發揮作用的物質依據。中國的中藥，大部分是植物、動物和礦物構成，都是天然的東西。動物、植物，本身和人一樣，蒙受宇宙的恩惠；而礦物質本身也是地球的產物。中藥中存在著大量的陰陽物質，但這一方面的當代研究目前還很少。

中藥裡頭的陰陽物質，第一種是真氣，單味中藥經過煎熬後服用，在內證觀察時可以見到喝下湯藥的那一瞬間，湯藥中的真氣就馬上按歸經運動，在人體中特殊部位發揮功能。一種藥或者一種複方中藥，都具有相對固定的歸經路線。散劑、片劑、湯劑、丸劑等中藥都能產生真氣，並按自己本有的規律在人體中運動。

每種藥的真氣性質並不一樣，但仍然可按歸經等區分為陰和陽，再細分為三陰三陽。沒有在人體中不產生真氣的中藥。

第二種是陰陽球。二〇〇八年二月，筆者在無意中做了一個小試驗。當時取首烏三克、核桃仁一個約五克，以沸水沖泡後蓋上杯蓋。放涼後飲用，喝前我觀察到這兩種東西合泡的藥湯，顏色比單一首烏湯要濃黑得多，味道也不同。喝下後，我觀察到湯中有直徑約〇．一五至〇．二公分的黑色陰陽球（見圖4-6）。以前我也有喝過單一的首烏湯進行觀察，但沒有發現這種情況。看來，至少有些中藥複方方劑能產生陰陽球。至於這種陰陽球是如何產生的，目前還是個謎。在疾病的治療上，陰陽球是極其重要的物質——陰陽球會聚集在患病部位。

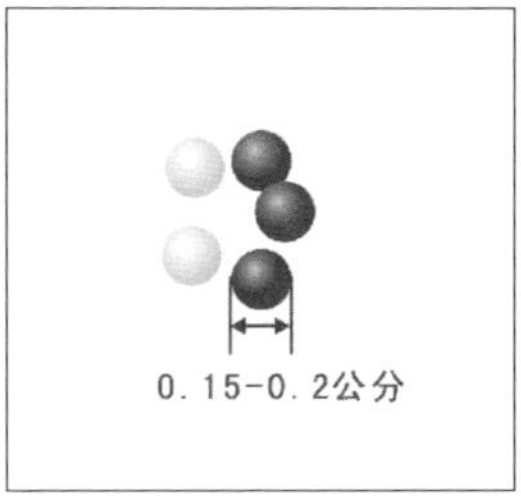

圖4-6　喝下首烏核桃湯後，作者在內證狀態下觀察到了其中含有陰陽球。

筆者還曾經觀察過核桃和綠豆湯，發現同樣都能在人體個別部位產生銀色的陰陽球。中藥裡頭的陰陽物質，吃了、聞了就能觀察到，會得出結論。最重要的是，我還觀察到生病時，服用中藥後會在人體產生意想不到的陰陽效果。比如陰陽小球在人體患病部位聚集，中藥對症後，會使要治療的經絡豁然暢通。這些現象，在使用西藥時都不曾觀察到。這是中藥最獨特的地方，所以從陰陽物質的角度來看，無論西醫西藥有多發達，傳統的中醫藥是不可替代的。

三陰三陽

陰物質和陽物質龐大而複雜，按人體中陰陽兩種物質的特點，可以再把陰陽物質細分：陰物質可以分為太陰、少陰、厥陰三種陰物質；而陽物質則可以分為太陽、陽明、少陽三種陽物質，小名就叫三陰三陽。《黃帝內經》云：「故厥陰為一陰，少陰為二陰，太陰為三陰。少陽為一陽，陽明為二陽，太陽為三陽也。」

三陰三陽這六種物質，不是如我們想像的是一些固體的東西，而是像氣、河流或光一類不停運動變化的東西。

星宿的三陰三陽

這是最早創造中醫的聖人們最重要的工作之一。因為他們發現，三陰三陽這六種無物質，整個宇宙無處不在，最重要的三陰三陽物質來自無邊無際的宇宙，不管人們願意不願意、自覺或不自覺，這三陰三陽物質都會直接影響和作用於人體。不研究宇宙中的三陰三陽，人類無法生存。

大家已經看到了，我們的先人們把太陽真氣定為太陽，月亮的真氣定為太陰，而木星傳厥陰之氣、水星傳少陰之氣、火星傳少陽之氣、土星傳太陰真氣。這是透過內證的實際觀察確定下來的。

二十八星宿直接給人體傳遞各種物質，對人體的影響比較大。二十八星宿分為四組，每組七個星宿，而每個星宿所發出的基本光或氣，則是以太陽及月亮的真氣為標準，大略可分為三陰三陽。這是人體中三陰三陽之氣最直接、也是最主要的宇宙來源。在下冊中，會更進一步介紹星宿是如何為人體傳輸三陰三陽真氣。

表4-1是北方七宿的三陰三陽分類，其中三宿為陽宿、三宿為陰宿，而牛宿為土為中。如果僅僅要從人體中找三陰三陽，那比盲人摸象還離得遠了。

人體中的十二條河

隨便在身體的哪一處按壓一下，就能按壓到身體上的某一條「河」，這樣的「河流」，人體中就有十二條，就像三陰三陽的母親河一樣。

人體是由「有」和「無」這兩大類物質構成的，而三陰三陽這十二條大河仍然是由有和無這兩類物質所構成。以筆者曾經觀察過的「足厥陰肝經」這條河為例，一般觀念認為，肝經至多不過包括肝臟和肝經經絡這兩個內容，但實際上，中醫所應用的是完整的臟象及經絡觀念。

首先，肝臟、肝經、肝經皮部及所涉及的相關血管、器官等，也包括在中醫的三陰三陽之中。當肝經旺相時，除了相關的臟器及經絡同時互助旺相外，肝臟、肝經、肝經皮部及血管也同時旺相運動。如果觀察肝經的皮部，會看見一條綠色的河，寬不少於一同身寸，滾滾流下，如一條令人詫異的綠色河流。在這個時候，不管你願不願意，凡

表4-1 北方七宿的三陰三陽

星宿名	斗宿	牛宿	女宿	虛宿	危宿	室宿	壁宿
六經歸屬	陽明	中氣	少陽	太陽	少陰	厥陰	太陰

是和肝有關的「有」和「無」這兩類物質全部都會被捲進到這條大河的運動中。在這裡沒有所謂的中醫西醫，只有這樣一個客觀現象——那就是三陰三陽這個龐大的生命物質流。

中醫稱之為「足厥陰肝經」的這條河（經絡），在我們每個人身上流動，這條河上聯星宿（包括木星、月、東方七宿及其他相關星宿），並與這諸多星宿互傳真氣和信息；中接人體的大腦九宮，下銜地球的陰性真氣（見圖4-8）。這條河中，有經絡和經絡中的數鏈在運動，而穴位則作太極旋轉，有肝臟神形飛揚，有三魂安然。春天時，肝臟的「有」這類物質中，則有血脈解凍，浩浩蕩蕩。這就是中醫所講的三陰三陽「厥陰」中的一支；另一支則是手厥陰心包經這條河了。

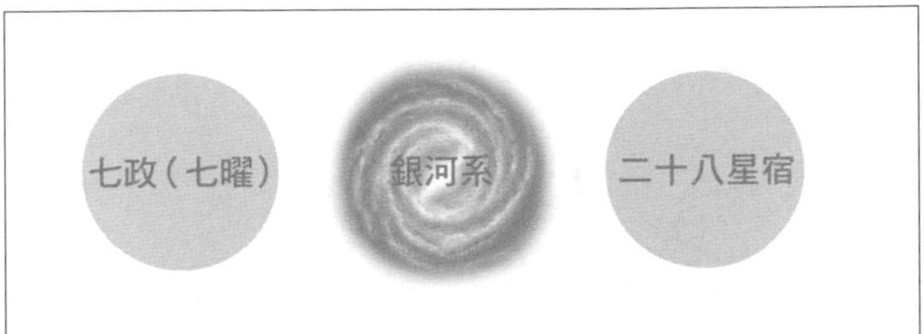

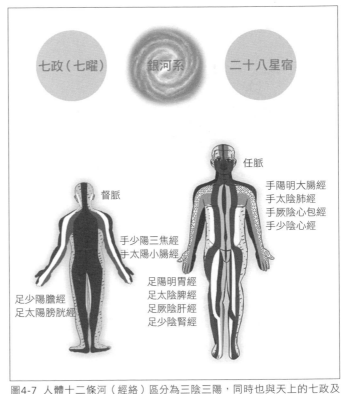

圖4-7 人體十二條河（經絡）區分為三陰三陽，同時也與天上的七政及二十八星宿互傳真氣及信息。

不論是簡單地把三陰三陽理解為臟器和經絡，或把三陰三陽當成形而上學玄祕虛無的東西，都是對中醫長久以來的誤解。中醫所憑所據全是物質，不過是有無二字，何來玄虛弄人？

所以三陰三陽這十二條河，好比是一個由經絡、臟腑、真氣、血液、星宿等軟硬體集合起來的一個複雜系統，是十二支軍隊。這十二支軍隊各有自己的旗幟及色彩，還有自己的處理器——五臟六腑，以及經絡作為網絡傳遞信息，及時進行調整。此外，這十二支軍隊在浩瀚宇宙中也各有自己的後援部隊，就是那些屬性相近或一致的星宿。還有自己的中樞，即大腦九宮。

所以當中醫幫你切脈時，你可千萬要小心，搞不好，他手指的那一頭就和好幾個星星相連結著呢！或者說不定，星星上還有外星人在窺視著你呢！

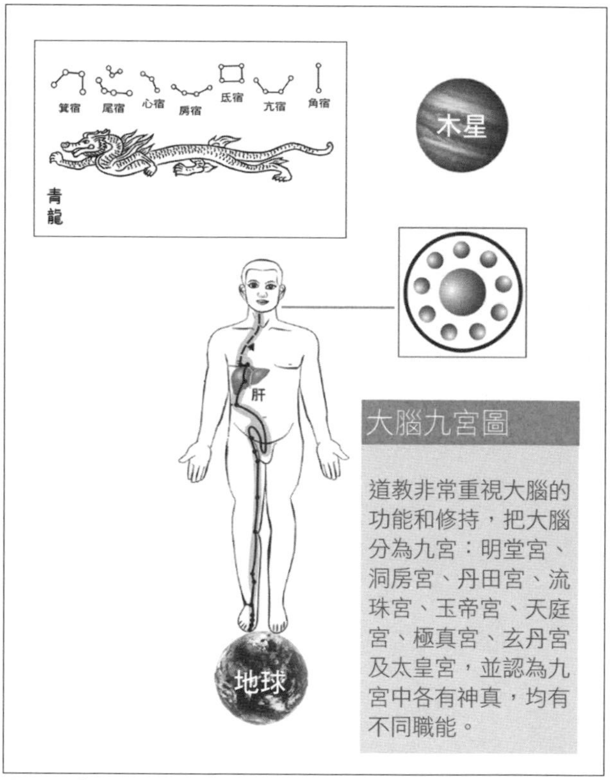
箕宿
尾宿
心宿
房宿
氐宿
亢宿
角宿
青龍
木星
肝
地球
大腦九宮圖
道教非常重視大腦的功能和修持，把大腦分為九宮：明堂宮、洞房宮、丹田宮、流珠宮、玉帝宮、天庭宮、極真宮、玄丹宮及太皇宮，並認為九宮中各有神真，均有不同職能。

圖4-8　「足厥陰肝經」」中接人體的大腦九宮，下銜地球的陰性真氣，而且與木星及東方七宿等相關星宿互傳真氣及信息。

十二正經循行時間表

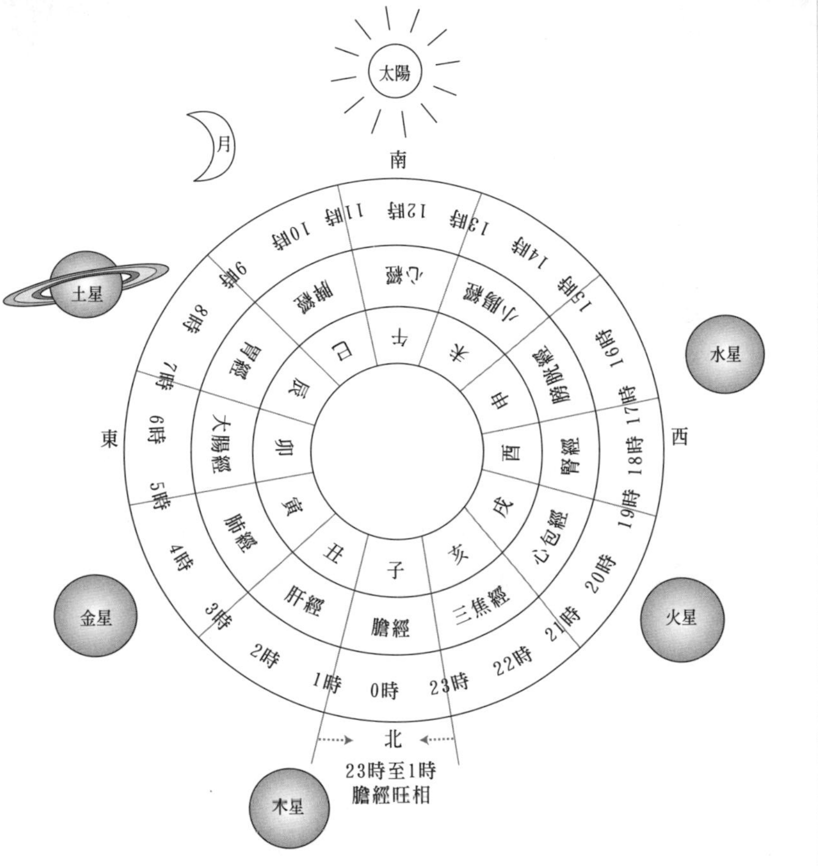

- 太陽經有兩條：未時手太陽小腸經；申時足太陽膀胱經
- 陽明經有兩條：卯時手陽明大腸經；辰時足陽明胃經
- 少陽經有兩條：亥時手少陽三焦經；子時足少陽膽經
- 太陰經有兩條：寅時手太陰肺經；巳時足太陰脾經
- 少陰經有兩條：午時手少陰心經；酉時足少陰腎經
- 厥陰經有兩條：戌時手厥陰心包經；丑時足厥陰肝經

【卷五】◈五運六氣和五行

什麼對人的生命影響最大？這一講，可以洋洋灑灑列出好幾條，但對人來說，影響我們的第一要素，怕非五運六氣莫屬。所以，不論是中醫或每個人，對五運六氣都要格外小心。中醫對五運六氣的重視程度很高，比如《黃帝內經》就有七卷論述五運六氣。金代的古本《傷寒論》最前面，放的就是五運六氣的圖表。

一、五運六氣是什麼？

五運六氣，是中醫的一個專門學問，這門學問，三分像天氣預報，三分像地震預報，但要難得多；還有三分，像是一個多媒體系統操作軟體，內容熱鬧、好玩，卻是現代人不太明白的一門科學。說白了，五運六氣就是研究宇宙大氣運動，特別是「無物質」的運動過程及特點，也就是研究宇宙中運動的真氣如何影響人體，有些什麼規律，而進行提前的預報和推測。

古代先聖認為，由於星宿運動的結果，宇宙空間主要有木、火、土、金、水五種大的氣在運動，它們之間相互作用、衍生，產生了六種氣候特點，那就是風、火、熱、濕、燥、寒。中醫用專業儀器進行的最新研究顯示，五運六氣並不像有些人講的，只在中國適用，在美國也是客觀存在的。全球同此涼熱。

要學習這門大學問並不容易，我只能講講我對五運六氣的真實感受和觀察，講講星星真能產生這麼大的威力嗎？還有，講一點上古的事。

根據觀察，五運六氣，它的影響主要是建立在對人體生命隱形部分的直接作用，這隱形部分，就是人體中的無物質。不只是簡單的口鼻呼吸的氣。

每年過盛的五運六氣不是好惹的，在一年的某些時間，過強過盛的氣，人人都會受到影響，絕對不是一個人、兩個人的事。它會直接在每個人身體的某一特殊部位找個地方建位，建立五運六氣自己在人體中的根據地，對人體隱形部分產生最深層也最直接的作用。這是大自然和人開的玩笑，也是大自然拿人玩的遊戲。建位是大自然強制性地讓人與天同運。你不想跟天合一，天也要強迫你合——合不合是天在做主。按現代人的用語，這可以說是「宇宙霸權主義」。

五運六氣

解釋自然界天時氣候變化，對人體影響的一種學說。

•五運：土運、金運、水運、木運、火運的統稱，可用以說明全年氣候變化的正常和異常。

•六氣：風、熱、火、濕、燥、寒的統稱。以三陰三陽來代表，配合地支，用以推算每年的歲氣及氣候變化。

我的觀察筆記

五運六氣在人體建立器官

觀察時間：二〇〇六年冬天

二〇〇六（丙戌年）年冬天，五運六氣在人體的建位和運動過程如下圖所示：大自然在人體中臨時性安裝一個氣態的器官，作用於人體，強制性大量地給人體「灌水」，影響人體的正常生理運行。

1

騷擾：二〇〇六年寒水太過。寒水眞氣長達數月在人體要建位的部位進行「騷擾」。建位前，五運六氣先對要建位的人體那一部位進行較長時間的騷擾，讓人體自己失衡。這時候，人會感覺到身體不舒服，但通常不會想到是老天爺（五運六氣）在作怪。二〇〇六年，這種騷擾的時間（即五運六氣在人體準備的時間）長達三個月左右。感覺最明顯的，大約有一個半月之久。

2

建位：需要一天到兩天左右的時間，寒水眞氣突然在其較旺相時侵入人體。五運六氣要嵌入人體一個器官，先行爲嵌入器官

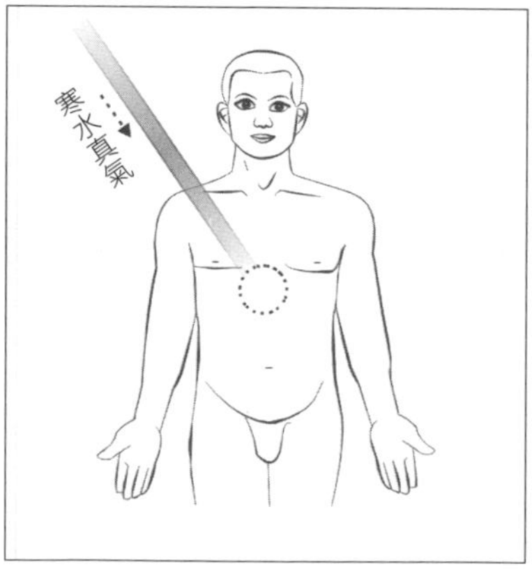

圖1 騷擾。

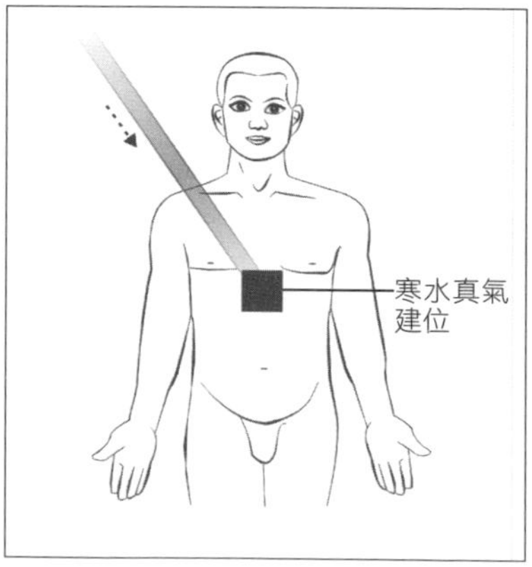

圖2 建位。

打好基礎。當你尚未察覺到時，建位的地方會有癢或怪異的感覺。寒水眞氣下灌、堆積。圖2中所示的黑框，就是寒水眞氣建位的位置。

3

建太極器官：建位後，寒水眞氣在那個部位建立了一個氣態的臨時性太極器官，可以稱它為「五運六氣建立的臨時性太極器官」。這個太極器官，據筆者觀察，二〇〇六年它在人體運動了四天左右。此器官直徑為四個同身寸❶，一直處在旋轉運動中。準確位置約在膻中穴稍下（見圖3）。

4

強灌：建位後的這個臨時性太極器官，透過運動和人體已有的經絡陰陽系統快速結合，強行給人體灌輸來自於宇宙空間的五運六氣中當年最旺相的寒水眞氣。例如二〇〇六年冬天是「水」旺，五運六氣就透過圖上所繪的太極器官，給人體強行灌注「寒水」。

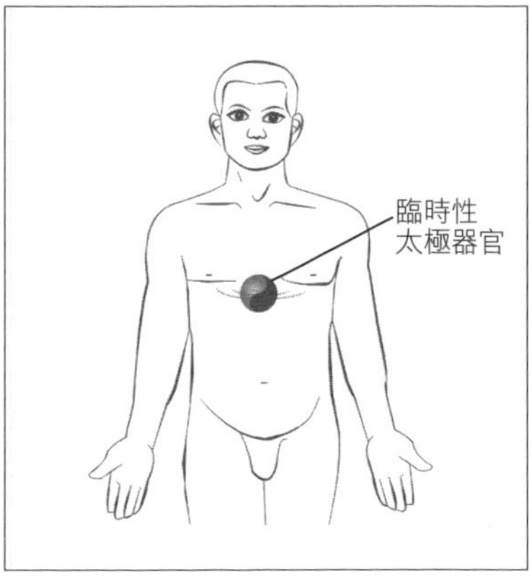

圖3 建太極器官。

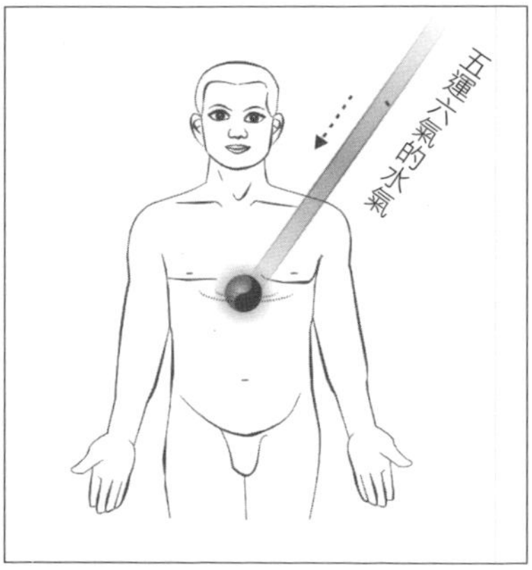

圖4 強灌水氣。

5

強灌寒水的後果，是把人體本來的平穩全部打亂，必得重來。如圖5所示，這強「水」灌給人體後，會向下克制人的脾土正常工作，脾臟及脾下一帶出現類似「坍方」的效果。一天半天好不了，有人這種症狀甚至會持續長達一個半月。另一方面，水氣下注歸位於腎臟，導致腎臟失衡及過度旺相。

寒水真氣來自哪裡？

強灌給人體的「寒水真氣」是從天上來的，所灌的真氣是黑色的，很濃稠，這是陰陽結構之「水」，不是我們平常所喝的水。猜猜看，你應該不難想像這「寒水真氣」具體來自哪些星宿！（答案：寒水之氣來自北方七宿和水星）

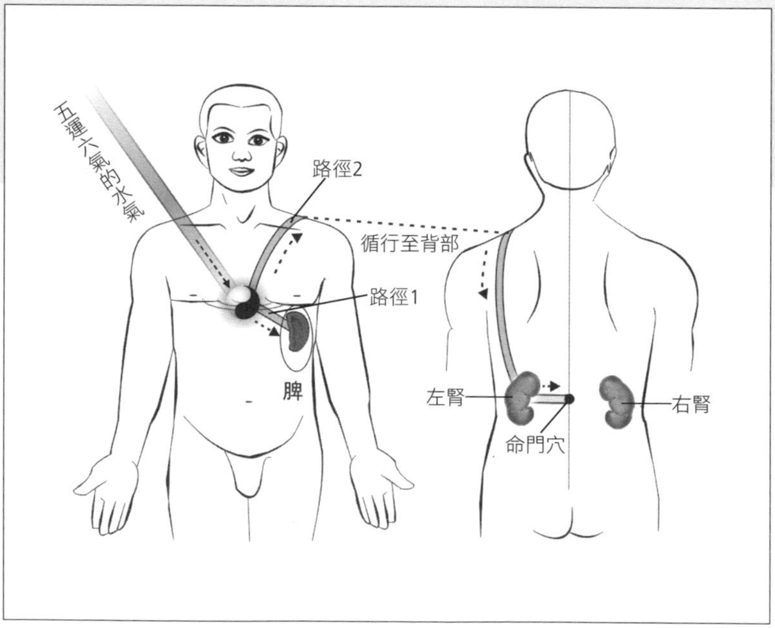

圖5 「寒水真氣」強行灌注人體，會影響脾腎原本的平衡狀態。

北方七宿的虛宿特別旺相，真氣旋轉。筆者觀察到虛宿上面有一個很大的黑洞，旋轉、旺相。這個黑洞四周有大範圍的淡灰色真氣運動，好像是虛宿在整個宇宙間瀰布大雪一樣（圖5-1）。這樣大的黑洞和強烈的旺相運動，在星宿間是很少見的。而人體中的腎——命門系統水旺，與天同步大旺相。

我整理這些資料的時間是二〇〇八年六月十七日，中國南方數省正遭遇強烈降雨所造成的水災。平常生活中，筆者還觀察到一個很罕見的現象：在西安，從春天到夏天，有很多次強烈的涼風是從正北吹來的；而北方為水位。所有這些現象，是不是和二十八星宿寒水的連年旺相有關呢？值得一提的是，五運六氣每年在人體中建位和建位的形態並不是只有一種，而是各種各樣都有。

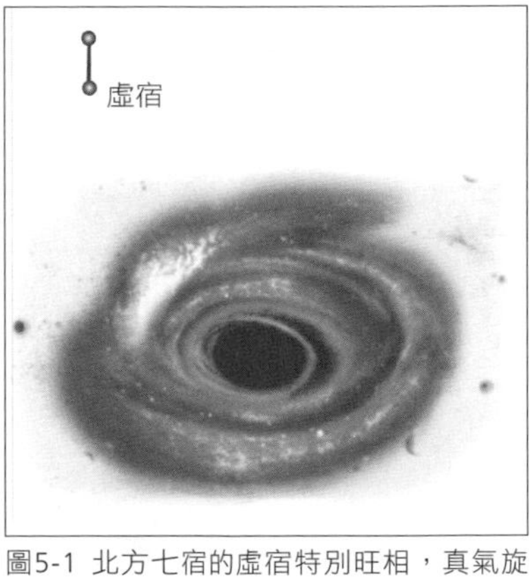

圖5-1 北方七宿的虛宿特別旺相，真氣旋轉，形成大黑洞，此為作者於二〇〇八年二月四日觀察到的情形。

光年和六十花甲

古代先聖觀察五運六氣的空間尺度，從前面的觀察可以得知，我們必須從「天」上來看五運六氣。

按《黃帝內經》的說法，五運六氣有兩個最大的特點：其一，是以銀河系、二十八星宿、太陽系為戰場，這是從研究探索的空間來講。其二，是從研究的最短時間週期來講，五運六氣把六十年當一個週期。五運六氣這樣超大的時間及空間架構，不要說是在中國古代，即便是現在把全人類最好的科學工具配給頂尖的科學家，讓他們來研究五運六氣，我看仍然是老虎吃天，無法下手。這就是我們祖先在八千年前的偉大創造。

我想，熱愛五運六氣研究的朋友，如果不到四十歲，沒能感受過大自然三分之二甲子給你的溫馨，怕是無法談論五運六氣。明代的張介賓❷過了四十多歲，才信這些的。活得長，是研究五運六氣的先決條件。

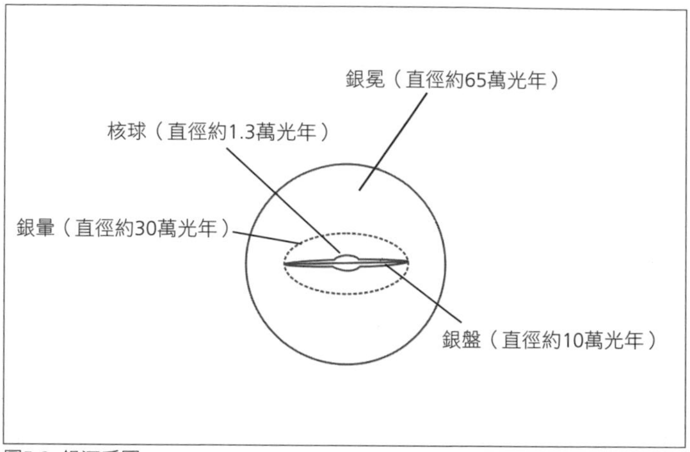

圖5-2 銀河系圖。

對五運六氣影響力最大的，銀河系要算一個。銀河系是我們人類居住的星系，中央鼓起來的核球直徑約一．三萬光年，銀盤直徑約為十萬光年，厚三千至六千五百光年；把銀河圓盤團團圍住的球形區域稱為「銀暈」，直徑達三十萬光年。銀盤周圍的旋渦狀構造稱為「旋臂」，銀河系有英仙臂及人馬臂等四條旋臂。銀冕的直徑約六十五萬光年。太陽繞銀心公轉一周，約需要二．五億年時間。

光年有多大？光年是一個度量距離的長度單位，

即以光速跑一年的時間所經過的距離（光在真空中的速度是每秒約三十萬公里），約是九．五兆公里，即一光年的距離就等於九．五兆公里。

除了銀河系外，五運六氣的核心，還有太陽系和二十八星宿。二十八星宿中，距離地球近的也有數十光年，如參宿四，距離地球約五百光年，遠的如參宿一，距離地球則有一三〇〇光年。觜宿一，距離地球一〇五五光年，這完全已經是銀河系的距離尺度了。如果不是在這樣超大距離的宇宙空間背景下，是無法探索五運六氣規律的，也無法建立五運六氣這樣的古代科學。在這樣遙遠的距離、如此長的時間及如此龐大的空間，要在古代原始的科學研究條件下進行工作，我們的老祖宗依靠的最重要方法，就是質分析法，也就是內證的方法。

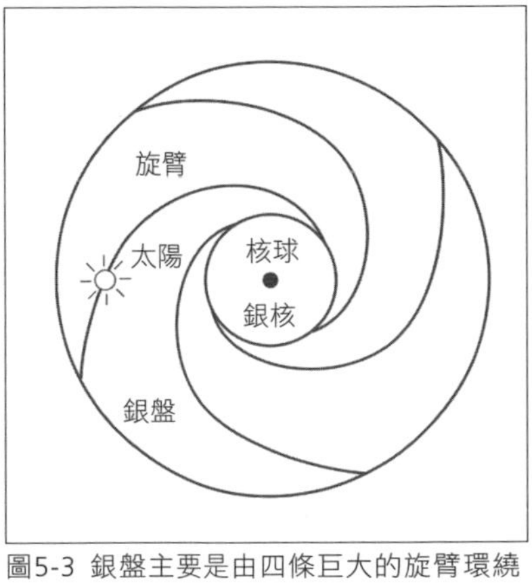

圖5-3 銀盤主要是由四條巨大的旋臂環繞所組成。

五運六氣講的就是在六十年的週期中，以銀河系、二十八星宿、太陽系、地球為中心，大約直徑在一百萬光年左右，這樣一個不大不小的宇宙空間中的真氣變化規律。

我們祖先創造的這門科學，從空間和距離上都是大尺度。從時間上講，一推衍就是數個甲子、數百年間的五運六氣的推測預報，這對我們現代人來講，理解起來還是有些困難。其中很多問題，要用現代的科學技術來理解，還需要時間。

超級星宿——對二十八星宿的觀察

圖5-4是筆者的一次觀察結果，觀察時間是二〇〇八年一月的冬天。二十八星宿中間出現了一個正方體的星帶，把二十八星宿連結為一體。這個星帶好像是一個以光年計算的大餐桌，二十八星宿就好比是坐在餐桌前的光年巨人。星帶的色彩是淡金黃色，和其他很多星宿間聯繫的氣道色彩一樣。

這個星帶說明，二十八星宿是無數星宿構成的另一個更大的超級星宿。這個超級星宿內部，是緊密聯繫在一起的。東南西北四大宿就像人體的五臟六腑一樣，是宇宙中的一個生命體，只不過我們人類的高度是以公分來計算，而這個超級巨無霸的高度，則是以光年計算。我觀察到的這張圖，是二十八星宿集體合氣的時候。時值冬天，預計著一個新的春天即將到來，是新宇宙力量的開端。

結合七政、三垣等對人體的影響力，我們可以看到，在二十八星宿和七政這樣的循環往復運動下，產生了五氣主運、六氣對化、運氣承相遞接這樣

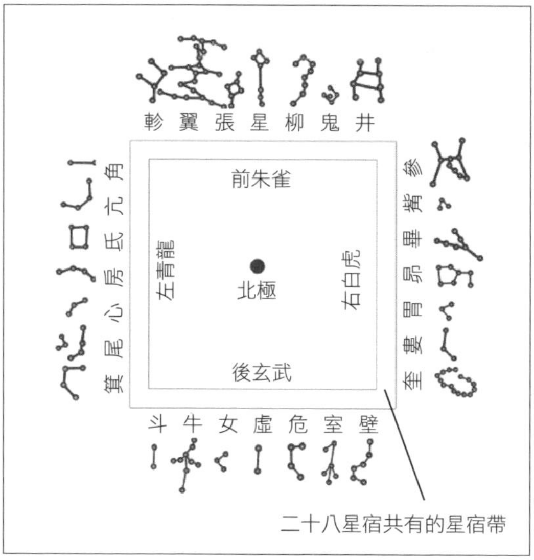

圖5-4 列宿環周圖：二十八星宿按東西南北方位排列，由中間方形的「星宿帶」連結起來。

的空間物質運動，不僅是完全可能的，也是必然的。所以五運六氣是真實的科學探索，不是虛構的神話。

在《黃帝內經》中，有一張《五天五運圖》（見圖5-5），講的是二十八星宿之間有真氣彼此交流，這交流的真氣分為五種：⑴是丹天之氣，⑵是蒼天之氣，⑶是黅天之氣，⑷是玄天之氣，⑸是素天之氣。這是天上五行的真氣，運行在二十八星宿之間，也就是說，這是二十八星宿的運動所產生的真氣。這五氣會下傳給人體嗎？那是一定的。

如果細細觀察就會發現，這些真氣至少有一頭，其位置是處在季節更替的時間位置。以丹天之氣為例，其一頭在奎壁二宿，這是從秋天轉換到冬天的位置，是西方七宿和北方七宿移位換崗的地方。丹天之氣這五種真氣，我還沒有觀察到。但由於這五種真氣，從名字上看，都有真氣的色彩，肯定還是指二十八星宿內部相互之間產生的真氣聯繫，並不是簡單的氣象之氣。可以斷定，這張圖是內證觀察的結果，用平常的天文儀器是觀察不到的。

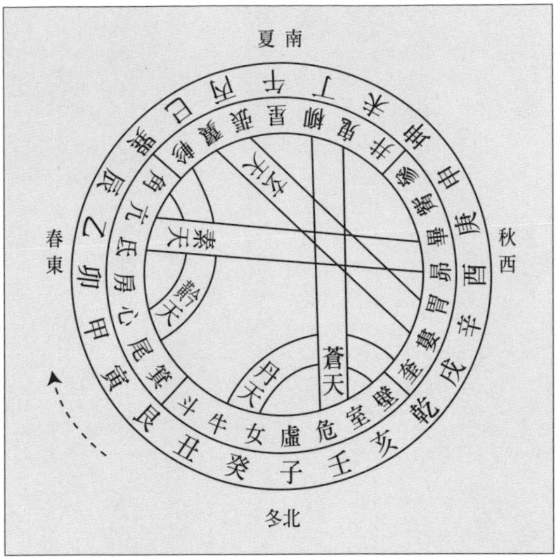

圖5-5 五天五運圖， 也稱「五氣經天化五運圖」，五運是指金木水火土五行的相互推移。

明代的大醫張介賓說這張圖是從太古傳下來的，我推測大約是來自於伏羲氏或之前的時代。圖中五氣的氣道，就如同人的經絡、氣道一樣，是星宿之間真氣交流用的星帶，比起某個星宿內部用來聯繫、類似經絡的東西，更要寬闊及強大許多。其長度也是以光年來計算。圖中所示，應當是一個動態的星帶，我們暫且幫它取個名字——星帶。

按照我的觀察和《黃帝內經》上的這張圖，二十八星宿雖然在宇宙中的分布是用光年來計算，但仍然可以看成是一個星星。這個超級大星，是按照五行相生的程式在運動著。筆者對二十八星宿的東西南北各七宿與人體相互氣交的過程，有過一段時間的真切感受，證明它們確實是按照五行相生的順序進行旺相運動的，那種嚴格的規律性，就跟交通號誌一樣精準。我們可以用各方星宿在天空的方位、每個星宿真氣的形態、每個星宿與人體臟腑氣交的關係、人體五臟與二十八星宿相對應的大旺相，進行相對精確的確認。各方星宿的旺相，也是嚴格按古代先聖們所觀察的《十二壁卦圖》來進行的；在下冊中可以見到不少這樣的圖例。

從內證觀察來看，在宇宙空間，五運六氣是有星宿及其運動規律來做為物質基礎的。五運六氣不是可能存在，而是絕對存在。

二、五行

介紹完五運六氣後，我們再來看看五行，五行這五種運行的東西，還真是不簡單！五行中的「五」，代表的是木、火、土、金、水這五種自然元素，「行」代表的是運行，即五種要素的盛衰。五行學說認為宇宙萬物，都是由木、火、土、金、水這五種基本物質的運行及變化所構成，二十八星宿也不例外。

天有五行

圖5-7是引自明代張介賓的《類經》一書。而圖5-8則是根據筆者的觀察所繪，圖中四個箭頭，代表觀察到二十八星宿真氣在當時的逆行運動情形，不是指各方星宿按時間程序

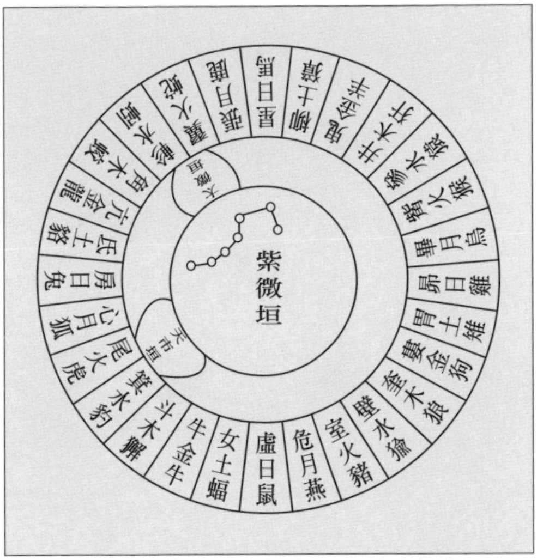

圖5-7 二十八星宿五行所屬圖。從二十八星宿的名稱就可看出其五行屬性，例如角木蛟五行屬木，亢金龍五行就屬金。

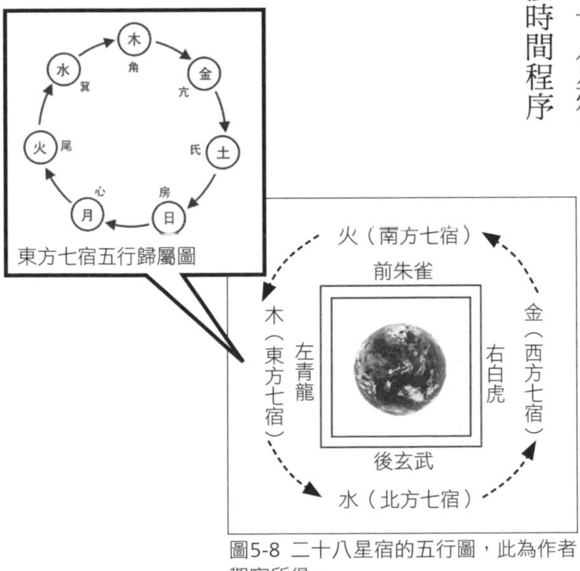

圖5-8 二十八星宿的五行圖，此為作者觀察所得。

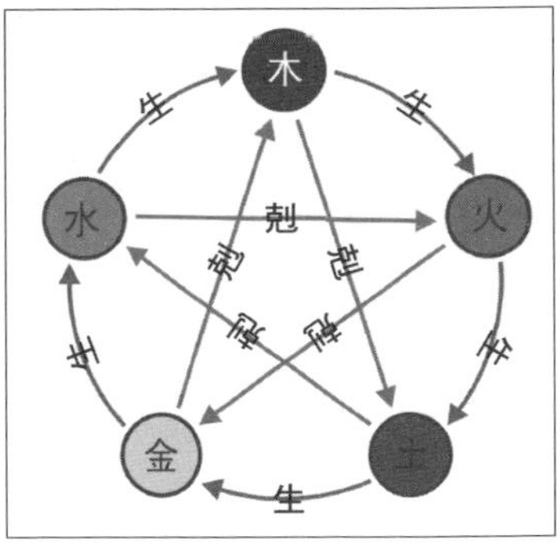

圖5-6 中國古代的五行圖。

的遞相運動；左上圖的「東方七宿五行歸屬圖」根據中國古代的資料繪製。

二十八星宿有五行，七政也有五行屬性，其本身的名字就五行分明，木星、火星、土星、金星、水星，已經講得不能再清楚了。《黃帝內經》提到，天上星宿運動產生五行之氣，按我的理解，天的五行至少可以再細分成以下兩種：第一種是星宿的五行運動，稱為「五運」，對人體有直接的影響，人體的大旺相就是結果。第二種是五運產生的「五氣」，這會直接傳輸給人體。

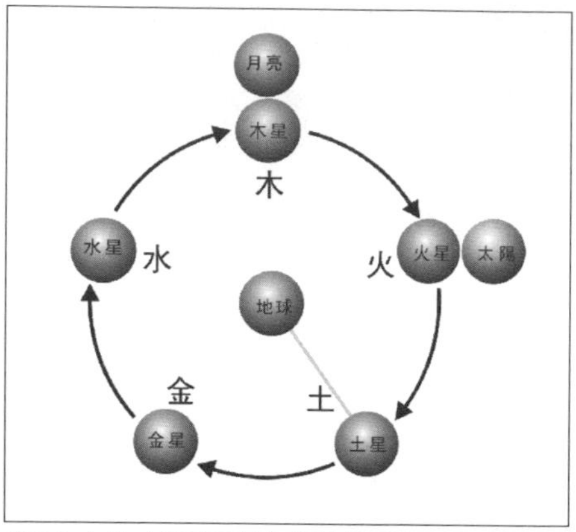

圖5-9 七政（日月五星）的五行屬性。

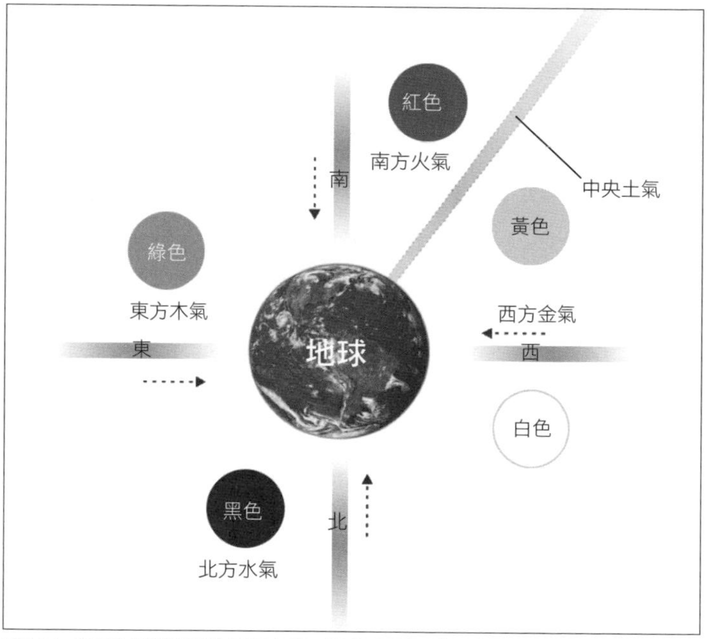

圖5-10 作者內證觀察到的五行之氣，分別呈現紅、黃、綠、白、黑五種不同顏色。

在圖5-10中，大家可以看到內證觀察到的五行之氣，就跟《黃帝內經》提到的一樣，筆者的觀察結果也一致。因此可知，《黃帝內經》講的是真理。在下文中，我會再深入說明我對東方木氣的觀察結果。

人體的五行

宇宙間有陰陽，有三陰三陽，人體中也有。當宇宙中超大規模的五運六氣硬要強加給人的時候，人只能全盤接受。如果這強加給人的是正氣，天地有正氣啊，那敢情好，人清神氣爽，身體加倍棒。萬一傳來的是邪氣呢？這就看個人造化了。人體中，有專門接收宇宙給予的五行真氣的器官，可以和二十八星宿這樣的一個超級大星相匹配的接收、運化老天爺給我們的五行真氣，那就是我們的五臟和所有經絡。

在圖5-11中，可以看到人體中產生五行真氣的器官，以及相生的運動程序，這是根據筆者老師的講授內容所繪製。人體中的五行，有兩個大

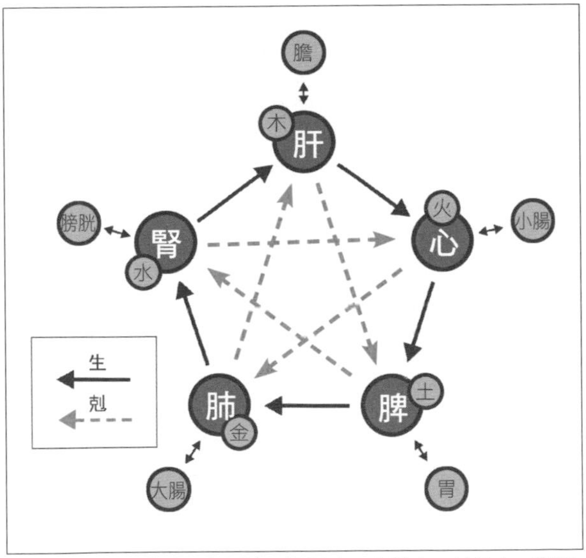

圖5-11 人體五臟的五行屬性：肝屬木、心屬火、肺屬金、腎屬水、脾屬土。

的流程：一個是「相生」的流程（順行），另一個是「相剋」的流程（逆行）。

道家以為，順生是人從出生到老病死的自然程序。逆行者，則是修道者追求的程序，是真正的生之道。是不是這樣，值得思考。順生的基本運行程序如下：真氣從腎中一陽生，透過專門的氣道傳輸給肝臟；肝臟旺相後，透過氣道再傳氣給心臟；心臟再傳氣給脾臟；然後脾臟透過氣道傳氣給肺臟；肺臟透過氣道，從兩側下行傳氣給腎臟。然後再重新往復循環。這是我老師教我的最簡單的一個程序。

一開始學習的時候，我的老師就講了人體中五行的運行規律，告訴我如何運用這一規律實際修行。我的老師把人體中的這個五行運動，稱為「小五行」。

在實際觀察中，人體中的自然運行過程更加複雜。因為人體五行傳輸的不僅是簡單的真氣，還有精等等；而且各個臟腑還會自行產「藥」，這些「藥」也會送到相關的臟腑。如果再加入了時間因素，人體五行運動過程就更加複雜。加入星宿的大五行因素，至少就目前來說，現代科學還沒有辦法解釋。

與星星同唱一首歌

上面講的只是人體接收及運化五行的事，如果要說得更具體一些，那就無奇不有了。

立秋一到，西方七宿就開始旺相值日。這時，如果以人體當作標準，只有西方七宿和七政之星給人體投射真氣，二十八星宿的其他三方星宿——東方七宿、南方七宿及北方七宿，幾乎根本不和人體發生真氣上的聯繫。當西方七宿旺相值日時，人體肺臟也是最旺相的時候。這說明人體的肺臟確實和西方七宿有直接聯繫，擁有共同的大旺相命運。什麼命運？即共同分享宇宙間同一時間旺相的西方金氣。此外，西方七宿傳送給人的真氣又可分為多種色彩，大約可分為三陰三陽。你看看，這大小五行和三陰三陽是糾合在一起的。五行之中有三陰三陽，三陰三陽中有五行，相互之間密切相關，卻又不是一回事。

立冬一到，北方七宿旺相值日，虛宿是北方七宿中較強大的一個星宿，具有以下特點：它的光會發出嚎叫聲，像低聲哼哼的噪音。整個冬天，虛宿會一直像一頭野狼一樣不斷叫著。人間的大雪，與二十八星宿中北方七宿的狀態有關。北方七宿，黑氣最濃。這時，腎命門旺相，甚至於在中午理當是心經旺相的時間，卻幾乎觀察不到心經旺相，只觀察到命門、腎激烈運動。當天上北方七宿旺相時，人體身上的腎也會大旺相，兩者共同大旺相於五行的水。

二〇〇八年大年初一，筆者就已經觀察到天上旺相值日的星宿變了：已經換成是東方七宿旺相了，給人們送來過年的大禮。北方七宿光榮退休，不知是什麼時候起，已經聽不到虛宿的嚎叫聲了。下面是我在二〇〇八年春節大年初一觀察到的東方七宿出來值日的情況。

我的觀察筆記

1 東方七宿值日

觀察時間：二〇〇八年二月七日早上八時十分至九時二十九分

觀察到春天的東方之氣已經來臨，氣來自於東方，顏色是綠色，而且比起冬天觀察到的東方木氣要來得粗，約爲其兩倍以上。因爲當時是胃經旺相，東方春氣從胃經上的太乙穴位進入人體——太乙穴旺相。我想，這正是我們老祖宗偏偏給胃經上這個穴位取名爲「太乙」的原因吧（太乙者位於東方，古代經典認爲，太乙是無上的意思。看來有一些穴位名字眞的很有意思，是內證觀察產生的）。

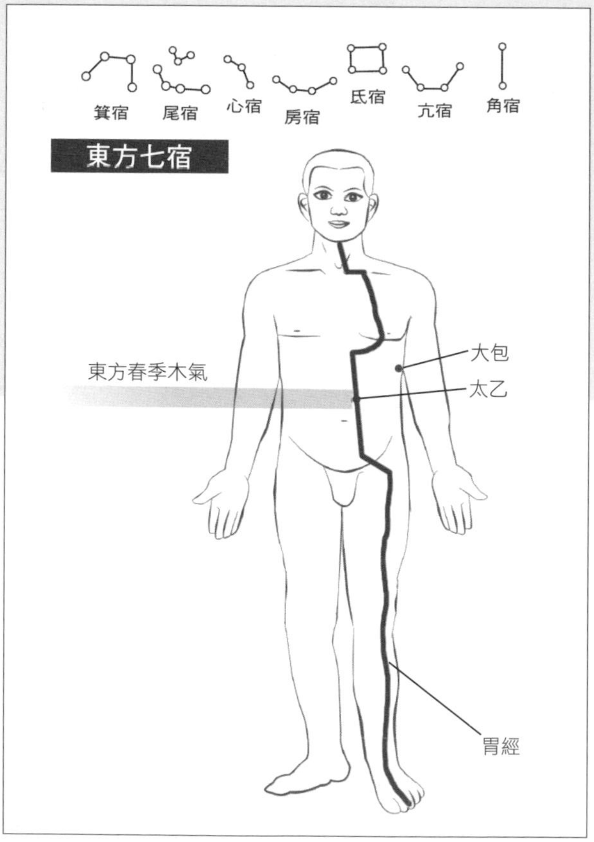

圖1 春天的東方之氣已經來臨，從胃經上的太乙穴進入人體。

2

來自於東方的春氣經太乙穴的傳輸，分三個入口進入肝臟，給肝臟輸氣。春天肝臟值日並旺相。《黃帝內經》的規律，五千年來仍然在繼續。

3

東方春氣給肝臟輸氣數分鐘後，東方春氣一面繼續輸入人體，另一方面，人體的肝臟也透過太乙穴給東方木氣回傳兩道氣。這兩道氣是人的眞氣，把東方木氣夾在中間，如圖3所示，一道氣變成三道氣：中間那一道是東方木氣傳給肝臟的，而東方木氣的上下兩邊，則是人體回傳給東方木氣的眞氣。這就是奇怪的氣交方式。

4

結論：由此可見，宇宙及星宿給了我們五行眞氣，人體會用自己的五行運化器官——五臟去接收運化五行眞氣，再衍生出新的眞氣等物質供給人體，使人的生命正常運作。當然，人的生命既然是宇宙的精華、萬物之靈長，人也會把自己的眞氣回饋給宇宙和星辰。

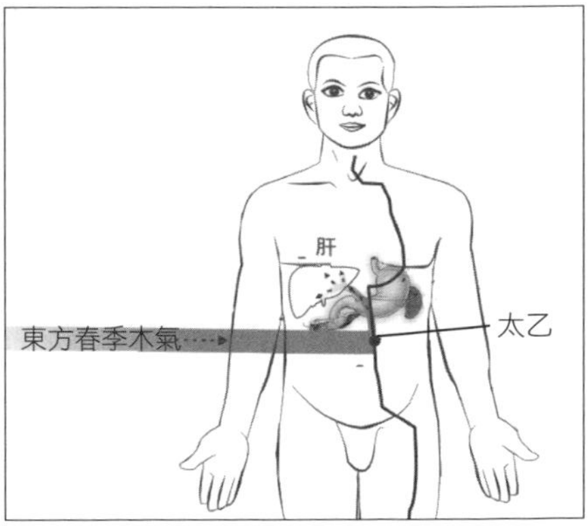

圖2 綠色的東方木氣從人體的太乙穴進入，再傳輸到肝臟。

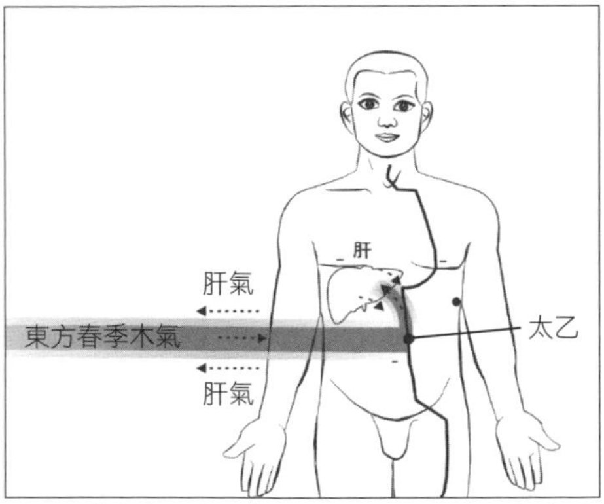

圖3 肝臟與東方木氣「氣交」：東方春氣輸入人體，人體的肝臟也透過太乙穴回傳給東方木氣兩道真氣。

第三種五行——五行結構物質

五行在中國古代也有很多種表達及測定方式：⑴辨星宿；⑵辨氣色；⑶辨方位；⑷定大易；⑸觀察劉牧講的五行結構物質；⑹辨陰陽氣數；⑺觀察時間；⑻辨歸經歸臟。

除了天上的五行物質及人體的五行器官之外，還有第三種更加神祕的五行物質，那就是劉牧的五行結構物質。目前還不太清楚它們的機理，但有一點是清楚的，古代的先聖在內證中觀察到它們，同樣把它們稱為五行。

宋代產生了圖書之學，專門研究太極、八卦、五行這些東西。其實這個圖書之學，陳摶老祖是傳承自伏羲氏的。否則，他就不會講出「於羲皇心地上馳騁，而不於周孔腳跡下盤桓」這樣的話了。

宋代易學大家劉牧❸是陳摶老祖的四傳弟子（見表5-1）。南宋的朱震在《漢上易傳卦圖》中說，四十五數的「河圖」是由陳摶老祖傳下來的，經種放、李溉、許堅、范諤昌四傳而至劉牧。從現在傳世的圖來看，劉牧

表5-1 陳摶老祖的傳道譜系表

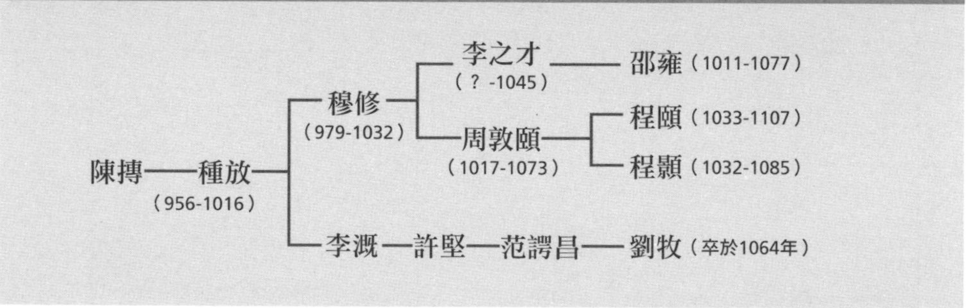

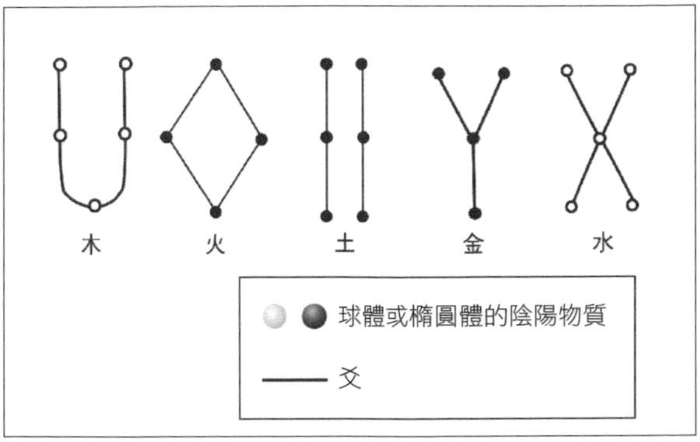

圖5-12 宋朝劉牧的五行結構物質圖。

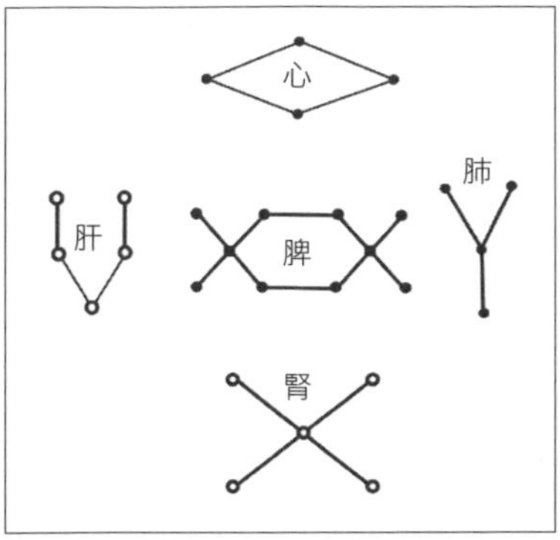

圖5-13 宋朝劉牧的人體五行結構物質圖。

傳承的確實是陳摶老祖的性命之道，並不僅僅是幾張圖而已。

劉牧的《易數鉤隱圖》一書，生動準確地描繪了從伏羲氏到宋代歷代先聖的傑出工作，可看成是中華文明從伏羲氏傳承到宋代這數千年來的產物。

劉牧在圖5-12所描繪的，就是宇宙空間傳遞給人體的另外一種專門的五行結構，也是在人體中起特殊作用的五行結構。這種五行結構，是一種純粹、單一、專門的五行物質，這種東西在內證中也不容易觀察。我們暫時給這些特殊的五行物質取了個名字，稱為「五行結構物質」。

圖5-13是劉牧在《易數鉤隱圖》所描述的人體中的五行結構物質圖。如圖所示，五行結構物質是陰和陽兩種物質（陰球和陽球），加上爻線結合而成。劉牧在《易數鉤隱圖》中所畫的五行結構物質，是經過先聖們反覆內證觀察的結果，不是輕易之作。其結論是可以信賴的。

圖5-14是根據筆者自己的觀察記錄所繪成的圖。離火從大宇宙進入到人體的小宇宙，最後進入到心臟。

圖5-15是筆者曾經觀察過先聖所描述的「坎為水」的五行結構物質圖，其陰陽結構確實如先聖所述。在人體某個器官運動時，五行水的每個黑球結構，直徑約〇．八公分。

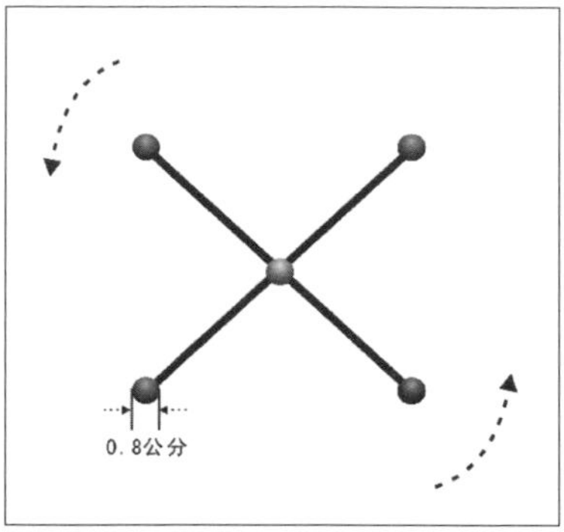

圖5-15 「坎為水」的五行結構物質圖，其陰陽結構確實如先聖所述。

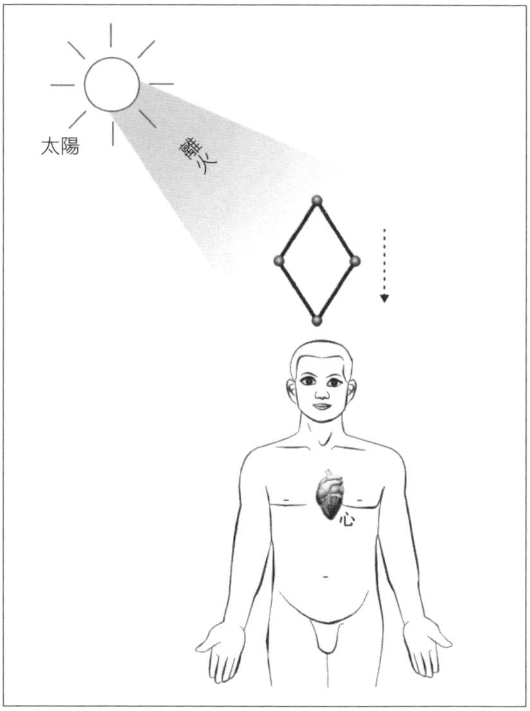

圖5-14 太陽傳離火到人體的心臟。

伏羲氏時代證明過這些內容，宋代先聖們證明過這些內容，陳摶及劉牧這些大師的工作經過千年以後，又被筆者再次印證。現在，是八千年來一個新的證明時代。我們祖先所傳承的文明，在這八千年中曾被無數人、無數代及無數次的驗證過。那我們又能證明些什麼呢？是證明我們的愚昧，還是證明我們的失職？

道德產生於人體的五臟之中

《禮記》云：「若木性仁，金性義，火性禮，水性智，土性信，五常之行也。」五常就是五種倫常道德，而道德也是物質的基本屬性。我們的祖先認為，失德本身就是大病。如果失德，得到的也就失去了，比什麼都沒有更糟糕。

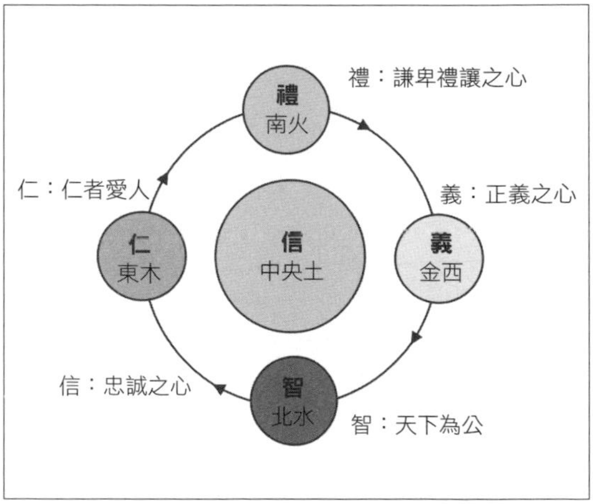

圖5-16 五行五德圖：木火土金水五行和人的五臟，內含著五種真性，這五種真性就是五德。五德的真相，就是五行。沒有五德，就沒有五行真氣。五德不正，真氣不行。

注釋

❶ 為針灸取穴的一種長度標準，利用患者本人體表的某些標誌作為測量單位，並沒有具體的數值，同身寸中的一寸在不同人身上，長短也不同。

❷ 張介賓（1563～1640年），別號通一子，明代著名的醫家及針灸家，著有《類經》、《類經圖翼》、《類經附翼》及《景岳全書》。

❸ 劉牧（1011～1064），宋朝著名哲學家及預測學家，其象數易學成為易學研究的焦點。

【卷六】◈宇宙和疾病的遊戲

在內證中觀察到的疾病情況，確實和我們平常觀察到的疾病狀態有些不同。哪裡不一樣呢？這些內容，就像謎。

疾病之謎

宇宙自然中的不經之氣

這個世界上，不論是大病小病，全是由不經之氣引起的。氣不順，病就來。重病、久病絕對和不經之氣有直接關係。

不經之氣，有的是氣本身有問題，例如不是六經正氣。有的是來的時間和方向不對；或者來的太多，這都是不經之氣。淺白點來說，這不經之氣，就是不止經的氣，可以叫邪氣，也可以叫壞氣，反正這氣是客觀存在的。五運六氣中有專門研究這些不經之氣的內容。

這種不經之氣不是正色，有的不經之氣是一種灰暗色，中間還夾雜著一些深色的東西。這種不經之氣，有時是瀰漫性地分布在宇宙自然之中；有時則像一束一束的光或一股股裝在特殊管道中的氣一樣，存在於自然之中。

中了不經之氣

這裡的中是中毒或中計的「中」，也就是上當了，受到毒害了。有些時間拖得較長的病，屬於慢性的「中」氣。健康的人體被一種病氣沖到了，導致染上了此病氣。這種病氣很規則，像是一種管道中的氣，又像一束光。染上了，就一直銜接在你的身體上，就如飛機接著加油管子一樣，又或者像一束雷射光盯著一個活的目標。對付這種「中」氣產生的病，中醫藥有特殊的辦法。

萬一人體「中」了不經之氣，是可以聞到特殊味道的。這種味道，可以歸於五臟和十二經。比如二〇一一年在西安及中國北方流行的感冒，可以稱為是一種輕度的「天行」——即來自上天的傳染病。在室內較熱的條件下，很容易就能聞到這種「瘟」的味道。這種藍黑色的氣傳入人體後會用很快的速度繁殖，對於輕易感染的病人，一晚上能繁殖到七斤左右的病氣。

圖6-1表示的是人體肺經受到外來不經之氣（歸屬於太陰）的影響，也就是中了太陰的不經之氣。在二〇〇八年農曆春季的最後一個月，許多人都受到了不經之氣的影響，患上了脾胃疾病，如嘔吐、胃出血一類的病例增多——這是脾和肺中了不經之氣產生的病症。這種疾病要徹底治療好，需要一百天到半年時間，甚至更長。因此，病癒後需要較長的時間調養。

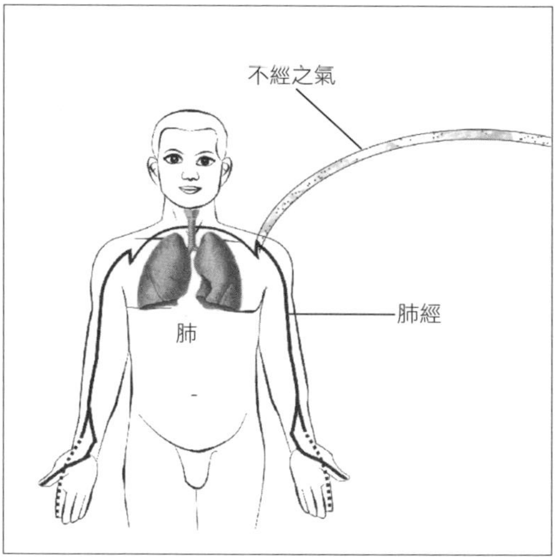

圖6-1　健康的人體萬一中了不經之氣（外在的邪氣），就像身上接了一條管子，不經之氣由此灌注進來。上圖是不經之氣透過肺經的穴位侵入人體。

人體中的不經之氣

宇宙大自然會產生不經之氣毒害生靈。而人自己呢，也會因為種種原因產生多種多樣的不經之氣。

比如我們不講道德、不講良心、不講慈悲、不講仁義、不講公正，我們的五臟無法產生正常的精神屬性，仁義禮智信丟失殆盡。五臟最基本的功能，就是這仁義禮智信。為什麼我們尊稱孔子為孔聖人，就是因為他對生命的本性本質有超高水準的研究和理解。孔子不需要瞎編來騙後人，人體生命的本質屬性是能靠一個人瞎編的嗎？

由於不講仁義禮智信這五樣東西，讓我們違背了我們生命和五臟本來的天然屬性，那麼我們的五臟還能正常運作嗎？這就好比我們的電腦沒有了作業系統和防毒軟體，汽車沒有了方向盤，飛機失去了發動機。

我們對七情六欲失去了控制，淫欲氾濫，雖然我們的出發點未必是害人，但我們所作所為的客觀結果，是害人害己。害別人，也會遺害自己，因為我們的五臟失去控制，產生了這樣那樣的不經之氣。這些邪氣，最後會在我們身體之中釀成死亡大患。

更麻煩的是，我們的五臟自己也會產生不經之氣，一旦和宇宙大自然所產生的不經之氣相結合，到了那時候，病疫就會爆發開來，我們就會病疾纏身。古訓有言：「積善之家，必有餘慶」，講的不正是中醫最基本的原理嗎？

身為中醫確實麻煩。人體中的不經之氣經常會和宇宙大自然的不經之氣結合，結合後發展得更快。等到病人有症狀時，病氣已經在人體中成形。有時候，醫院中有一些病人，基本上生的是同一種病，這是宇宙大自然的不經之氣在一個時段在地成形，影響了一批人。

如此說來，我們致病的原因有二：其一，是宇宙大自然的不經之氣；其二，是人體中的不經之氣。這兩個病因雖然合二為一而在人體中表現出來，但中醫要標本兼治（標本兼治在中醫還有很具體複雜的內容），就要考慮到太陽系日月五星（七政）、二十八星宿運動和人體的相互關係、時間特點等。也因為這樣，才產生了子午流注等有特色的中醫療法。事實上，不是中醫想這樣做，而是生命和疾病本來的面目就是這樣子，非如此治療不行。

微病的產生

中醫一直以來就以治「未病」著稱。所謂治未病，就是見微知著，調理五臟，消滅疾病產生的原因，在疾病沒有產生之前先行預防。在病灶最小最微時，消滅它。這確實是中醫的長項。五運六氣最重要的用處之一，就是治未病。

其實疾病初期，在人體中的力量不大，是很容易治療的，只是人們往往會輕忽。這時候的病，可以稱為「微病」，它存在於人體的網絡之中。最早期成形的疾病，體積大約只有人體標準網絡的一個數單位（一立方公分）的十六分之一，甚至更小，小到無法觀察。等再大到四分之一左右，或發展到一個標準數單位大小時，雖然病灶已經很大，但要是用平常中醫和西醫的方法來看，仍然只是未病，患者幾乎感覺不出任何不適。甚至在之後的好多年，現代化的醫療檢查儀器仍然檢查不出來。其實，在病灶發展到一個標準數單位的四分之一以前，一個出色的中醫透過中醫的檢查方法就能察覺得出來。一個優秀的中醫，能夠以神知（即運用自己的元神）來觀察患者的元神，在不經意間觀察、發現及解決問題。

因為這時候，疾病還處在人體網絡的發展階段，也就是還處在「無」的狀態，尚未成形。這個成形過程，有時候會拖上三、五年，甚至更長。

三尸蟲、欲望與長壽

三尸蟲❶是在我們人體無物質中存在的特殊寄生蟲。這些蟲和我們平常所知道的、存在於肉體中的寄生蟲不一樣。

自古以來，道教就有三尸蟲之說。所謂尸者，是指這三種蟲會分別居住在人體的上焦、中焦、下焦中，把活生生的人體當屍體吃。三尸蟲住在我們每個人的身體中，想吃什麼就吃什麼。當然，牠們也不傻，專挑人的精氣神來吃，而且吃的還是元精、元氣、元神，還要吃先天的。

上焦的蟲在人的大腦中生活。可怕！此蟲形狀像瓢蟲，但比瓢蟲要大三倍左右，跑得快。中焦的蟲選擇在人的胸肺一帶玩，跑步如蟻，成群結隊，十分恐怖！下焦的蟲則盤據在人體的

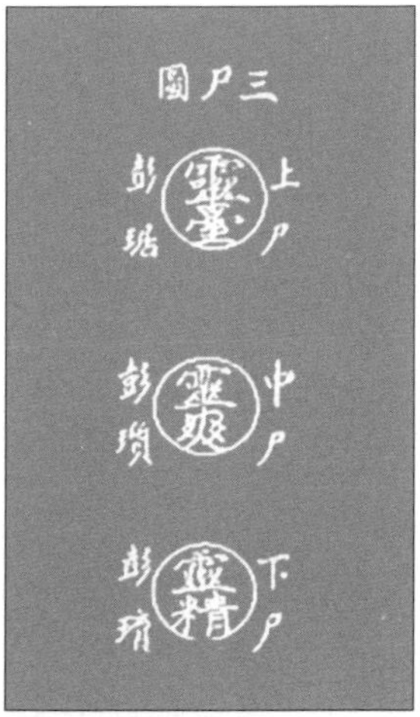

圖6-2《清靜經》中的三尸蟲。《清靜經》即《太上老君說常清靜經》，為道士們日常誦習的功課之一，目前發現的最早注本出於唐末杜光庭。

《玉函秘典》三尸圖與作者內證到的三尸圖

三尸	名稱	職轄	喜好	所在的人體部位	《玉函秘典》的三尸圖	作者內證到的三尸示意圖
上尸	彭琚	管人上焦善惡	寶物	大腦和上焦	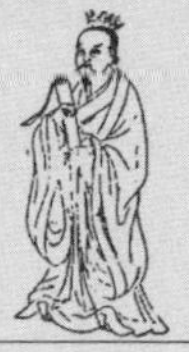	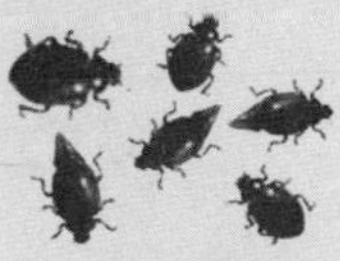
中尸	彭瓆	管人中焦善惡	好吃好喝	中焦	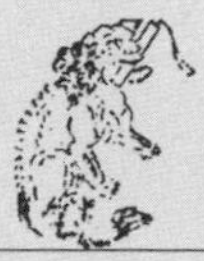	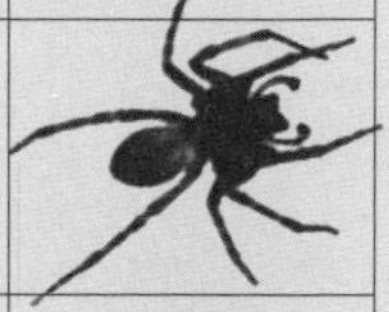
下尸	彭琦	管人下焦善惡	美色邪欲	下焦	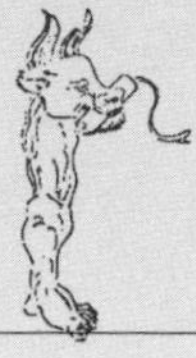	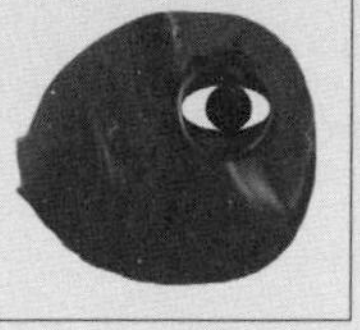

命門一帶，顏色是黑色、眼明、肉多而肥，形狀如蠐螬。

這三種蟲各有所好：上尸好寶物，中尸好五味，下尸好美色。上焦的蟲愛好首飾、文物、名畫、好房好車及土地等資財，只要是別人家的好東西，全都想占為己有。中焦的蟲愛吃好東西，只要是不用出錢的、各地名產好吃的，都是牠們的最愛。下焦的蟲最好色，凡是世上美女，全想一個人霸占。恨不得天下男人（或女人）全死光，只剩下他或她一個人占有其他所有男人或女人。

與其說是這三種蟲的欲望，倒不如說是三蟲所寄生的人體自身的欲望。所以人的欲望越多，三尸蟲就越多——這絕對是正比關係。

古人認為人體中的欲望就是蟲，但這蟲子卻是確實存在的，在內證下可以觀察到活生生、可怕的牠們，大家可能還接受不了。但中醫不是早就說了，脾藏意；意者指思想、思維及已經有的想法。思想都能藏在人體中了，蟲就不能藏嗎？我再舉水果來說明：西瓜切開放著，很快就會生小蟲。水果放的時間越長、越是壞，生的蟲就越多。我見過生蟲最快的水果，當屬木瓜了。這木瓜，女人最愛吃，無非是因為其生育能力強，吃了後欲望太多。過分的欲望會讓人把自己的生命置於不顧，就像水果發臭，當然就會生蟲蟲了。過分的欲望，就是極端的意，此種對他人及對社會不公不利的意，藏在我們的脾臟中，你說這脾土之中能不生蟲嗎？脾可藏意，怕的是藏著惡意。一人暴富，萬人貧寒，非蟲者何？

所以說，你的欲望越強，做的壞事越多，你身體中的三尸蟲就越開心。

耳垂皺紋與冠心病

這個觀察，送給需要關心自己心臟的朋友，送給中老年的勞動者。

據有關資料介紹，一九七〇年代中期，美國醫學家在做屍體解剖時偶然發現，凡是死於冠心病的人，耳垂表皮上幾乎都有一道皺紋（見圖6-3a）。他們從這個意外發現中得到啟示，對有耳垂皺紋者做冠心病動脈造影檢查，結果發現其中多達九成都患有冠心病。日本東京的病理學家解剖一三四個男性屍體，也發現耳垂皺紋與主動脈、冠狀動脈粥狀硬化有密切相關；而在解剖其中年齡介於五十至六十九歲的一百具屍體中發現，隨著年齡增長及冠狀動脈粥狀硬化的程度加深，耳垂皺紋會越來越深。

美國芝加哥大學醫療中心的研究顯示，耳垂有皺紋者七成四患有冠心病，與耳垂無皺紋者相比，患病率高達八倍，死亡率高三倍。俄羅斯一名心臟病專家檢查心肌梗塞患者二百例、心絞痛患者一百例及健康人二百例，結果發現，其中耳垂有皺紋者分別占九二%、八六%及四〇%。本國幾家醫院也做過類似調查，結論相同。由此可見，耳垂皺紋對冠心病的診斷有一定價值，而其中原因，在於耳垂對缺血敏感。典型的耳垂皺紋是一條自上而下貫穿耳垂的斜線，有人只有單耳有，有人是雙耳都有；其深淺、長度各有不同。研究資料顯示，兩邊耳垂都有皺紋者，冠狀動脈阻塞的情況更為嚴重。

為什麼冠心病患者的耳垂會出現皺紋呢？這可能是由全身動脈（包括心臟的冠狀動脈）硬

化所引起的微循環障礙所致。耳垂是耳朵上唯一多肉的部位，對缺血相當敏感，因此一旦周身動脈發生硬化，耳垂的小動脈首先就會反映出來，形成皺紋。

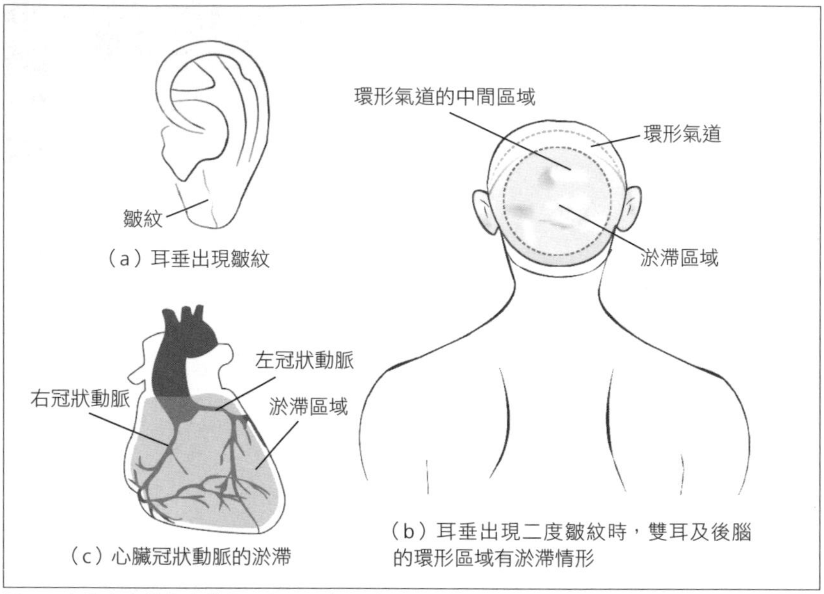

圖6-3 心臟疾患的觀察所得：當耳垂出現皺紋時，可能是心臟有毛病的警訊。

有的研究者，還把耳垂斜線皺紋分為三度。第一度是皺紋不明顯，呈淺細條線狀；第二度皺紋很明顯，深達○．一公分，且皺紋長達整個耳垂；第三度皺紋更為顯著，深度超過○．一公分，邊緣分開，通常還會出現另一道平行的皺紋。以上是現代醫學的研究情況。

圖6-3b所描繪的是透過內證觀察所發現的。當耳垂出現二度皺紋時，觀察到的情況和現代醫學觀察到的情況有不同之處，也有相同之處。我發現人的後腦及雙耳是一個近似圓形的真氣循環大區域，當耳垂出現二

度皺紋時，可以觀察到這個圓形真氣循環區域本來應當進行的環形良性氣血循環無法正常進行，環形區域淤滯嚴重。在這種情況下，按壓膻中穴時會疼痛，還會出現圖6-2c所示的心臟冠狀動脈淤塞情況。

透過內證觀察可以知道，當雙耳及後腦環形區域淤滯嚴重而失去光華時，心臟左右冠狀動脈區域也會呈現出一片嚴重的淤塞，其嚴重程度超過後腦環形區域。此時患者本人可能尚未感覺身體有異樣，但應當及時治療，因為淤滯情形已經很嚴重了。

筆者還觀察到，大腦後部的淤滯會影響大腦最核心的正常運動。心臟左右冠狀動脈的淤滯，則會影響到心臟深處的正常運作。如果不及時治療而任其發展，會帶來嚴重後果。

我偶然還發現，我們的一對耳垂和人體下丹田（人體肝臍下這一塊）有直接聯繫。下元虛弱，可能會直接導致耳垂產生皺紋，且最後會造成心臟和大腦淤塞的主要原因。

所以，對耳垂皺紋與冠心病的直接關係，我們應當多加重視。這種情況，通常是下元虛損，大腦和心臟同時大面積嚴重淤滯的結果，而且是一個長期存在的現象。就我的觀察發現，在現代城市生活中，這樣的患者很多。我想，惜精保元，應該是對這種情況的最佳自保之道吧！

我的觀察筆記

還有誰在幫你治病？

觀察時間：二〇〇八年二至三月

1

◎觀察個案一：急性胃炎

二〇〇八年三月下旬，有一患者因飲食不節，導致嘔吐並少量胃出血，經第四軍醫大學西京醫院診治為急性胃炎，發現胃內壁有數處潰瘍出血處。經打點滴及服用藥物後一個多月，基本恢復正常。

圖1所示，是該患者在患病經藥物治療三天後，在患者休息時所觀察到的情況。胃宿和土星下照胃部及胃部潰瘍區域，兩個星宿的眞氣在病人身體上約二十公分高處，交集形成一圈眞氣，眞氣圈爲深土色。然後，眞氣再從眞氣圈下照患者的胃部。持續一段長時間。

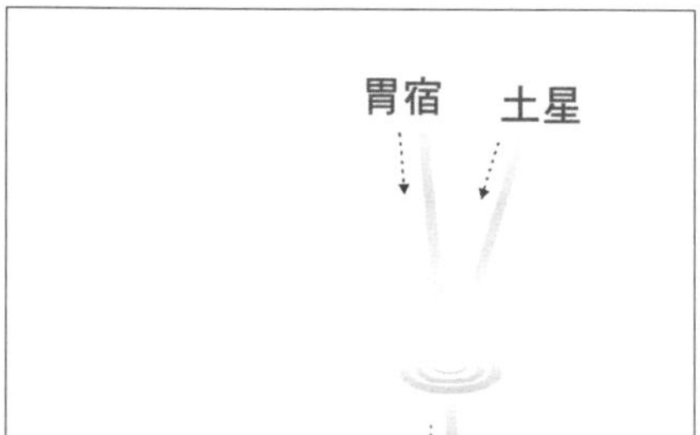

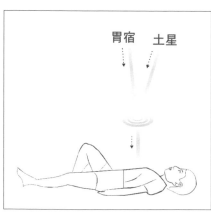

圖1 胃宿和土星下照患者的胃部潰瘍區域。

2

當患者側臥休息時，兩宿的眞氣在人體上方約五十公分處合爲一氣，接近人體時又分爲兩股，從患者前胸和後背分兩路下照（見圖2）。前面的眞氣下照到劍突下胃部，後面的那股眞氣則照在胃的後部。前後兩股眞氣在胃部合一。值得注意的是，這個時節本不是胃宿的旺相時間。難道爲人醫病也是天意？還是星星在不該他值班的時候，也歡喜做善事照顧人？

◎觀察個案二：肩關節錯位

有位患者在二〇〇八年春節前幾天，因為北方大雪而摔倒在地，由於用左手拄地而致使左肩錯位。西醫診斷為軟組織損傷，中醫骨科大夫診斷為左肩錯位，經手法及時復位，共休息一個多月，左肩功能基本恢復。

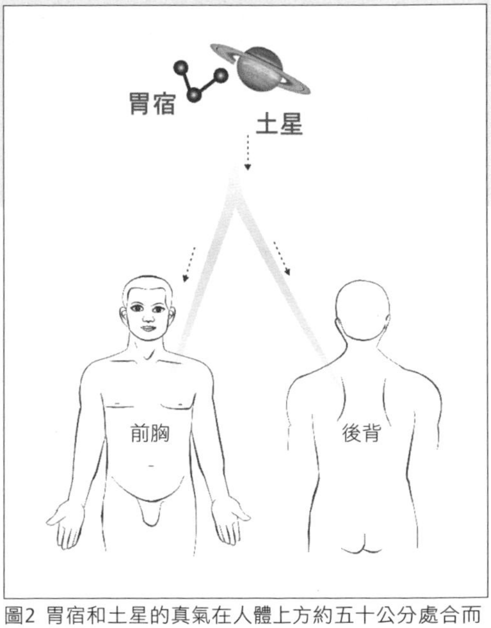

圖2 胃宿和土星的真氣在人體上方約五十公分處合而為一，等接近人體時又分為兩股，從患者前胸和後背分兩路下照。

1

圖3是我在二〇〇八年二月三日觀察到的情況。中醫手法復位後，當患者休息時，我觀察到虛宿照射他的左肩，但可能是左肩受到損傷，所以虛宿的光先在左肩上方形成一種畸形的彎曲狀態，然後再下射左肩。

2

接下來，虛宿的光在空中分叉，直射左右兩肩的肩峰一帶（見圖4）。虛宿好像智商很高，下射的眞氣適時分分合合，對患者體貼入微。

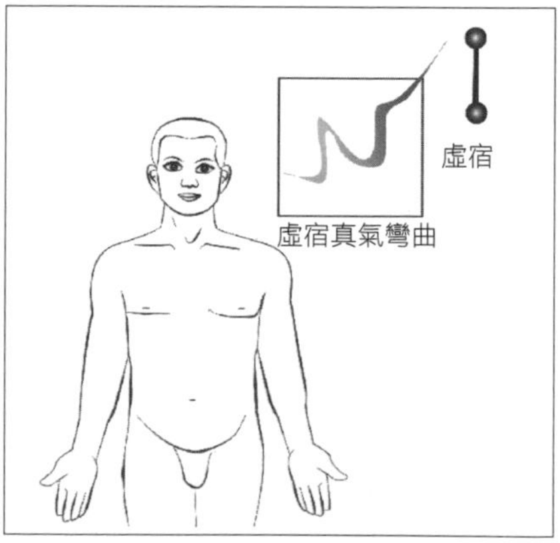

圖3 由於左肩受損，虛宿的光先在左肩上方形成一種畸形的彎曲狀態，然後再下射左肩。

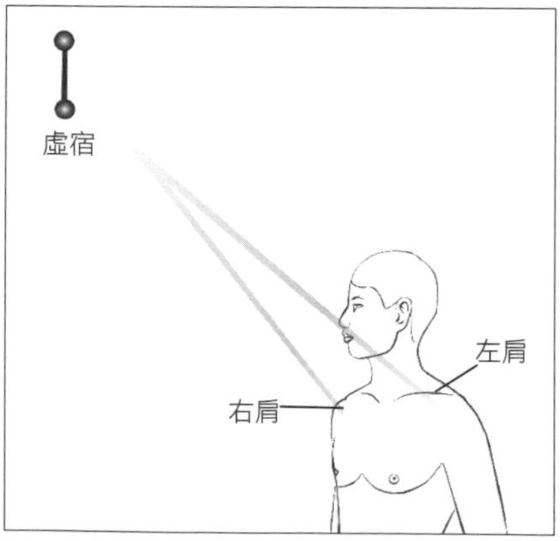

圖4 虛宿的光分別射入患者的兩肩。

3

在虛宿兩道光照射之後，患者雙肩之間產生一種結構和彎曲梯子一樣的眞氣，在兩肩之間傳遞眞氣。圖5是按筆者的内證觀察如實描繪。

4

接著，左右肩的肩峰一帶，出現太極器官並開始旋轉運動，這是人體眞氣所爲（見圖6）。

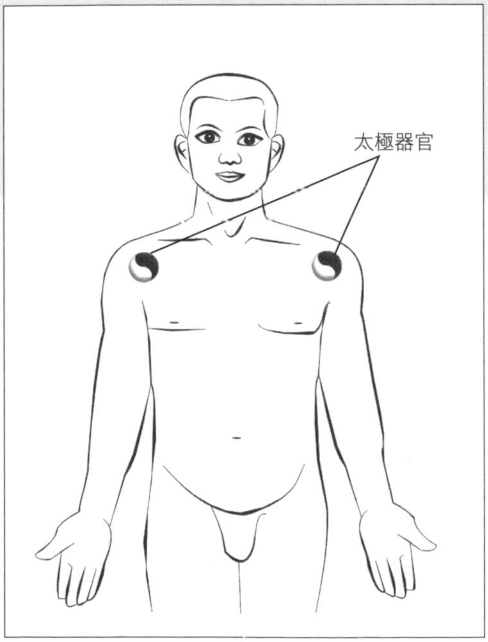

圖6 左右肩各自出現一個旋轉的太極器官。

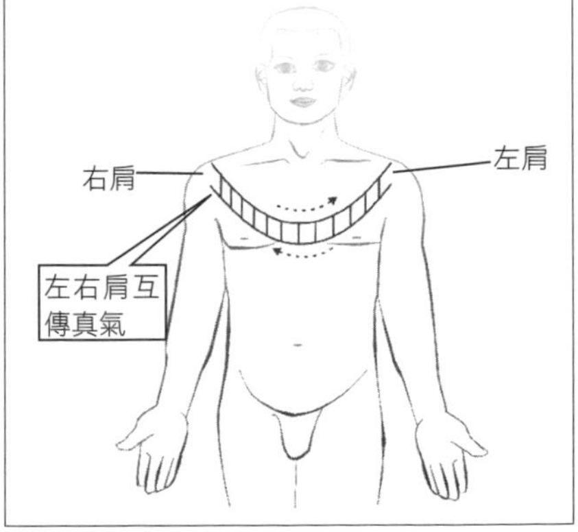

圖5 虛宿兩道光照射之後，真氣在雙肩之間流動，形成像梯子狀的結構。

5

以下是二〇〇八年二月四日所觀察到的情況。我觀察到患者左肩的數條經絡開始暢通，先是左肩前後面的數條經幾乎同時旺相，然後肩峰一帶的數條經絡顯現出黑色，這是淤塞的數條經絡管道（見圖7）。然後，這數條不通的經被打通。

6

圖8是患者在喝了以三七、杜仲爲主的湯藥數小時後，我所觀察到的情況。患者左肩受傷處，不知那裡來了好多晶瑩剔透的陽球，直徑稍大於小米，顏色比白色還虛無。這些陽球瀰布在患者左肩成一大片，其實這是治療用的中藥在人體患病部位產生的陰陽物質。

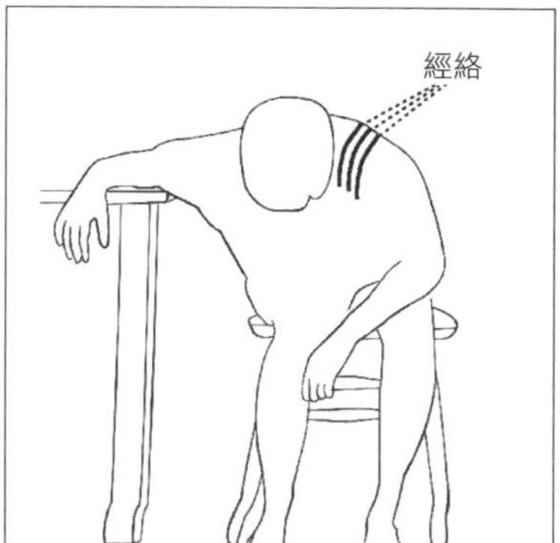

圖7 肩峰一帶數條淤塞的經絡管道顯現出黑色，這數條不通的經絡慢慢被打通。

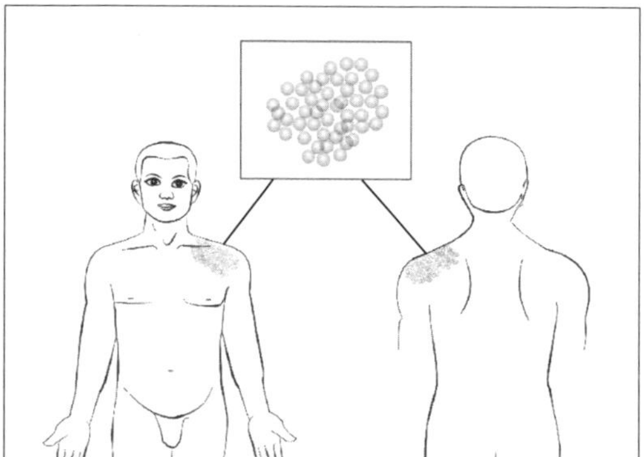
圖8 喝了中藥湯劑後，陰陽物質瀰布在左肩的受創處。

7

在患者恢復些時日後，我在他左肩觀察到太極器官的運動。等患者左肩完全痊癒後，虛宿的眞氣已經能直射眞氣到左肩。宇宙和人體結合的運動回復正常，意味著身體也恢復健康了。

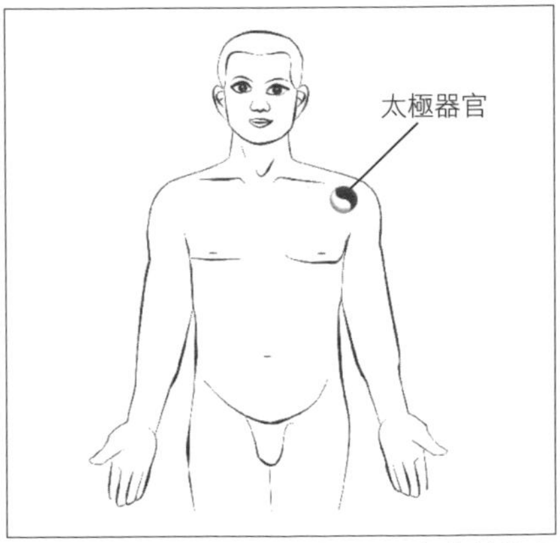

圖9 患者原先受傷的左肩出現了一個旋轉的太極器官。

注釋

❶道家認為人身中有三尸蟲：上尸稱彭琚，住在上丹田，喜歡財寶；中尸稱為彭瓆，位於中丹田，喜歡美食；下尸為彭琦，居住在下丹田，偏好色欲。道家認為，三尸蟲靠人身中的穀氣維生，因此修煉的人時常要「辟穀」斷食，以便斷絕三尸所賴以維生的穀氣。

【卷七】◆

中藥西藥的愛情

對中藥和西藥的觀察更怪，這是一對小冤家，見不得也離不得。根據對化學藥物的初步內證觀察，要下個最終的結論，還為時尚早。但內證觀察下的西藥，和藥物專家的研究，完全不是一回事。看來西藥和中藥相結合，雖然已經開始，路還很遙遠。但是中藥和西藥談情說愛，最終相結合是必然的。人類一定能夠找到客觀評價中藥和西藥的合理方法。

中藥為王

我對中藥單方和複方進行過觀察。中藥以作用於人體的無物質為主，以真氣和歸經為主，功能多種多樣。中藥在人體中，能夠產生太極器官、黑洞、陰陽物質等，中藥能夠使所歸的經絡和相關經絡、臟腑旺相，能夠打開需要打開的穴位。一句話，中藥的智商很高，低估中藥，人類一定會付出代價。

以湯藥為例，喝了湯藥後，這湯藥在人體中會產生真氣，這真氣，首先是在人體歸位，每一種中藥，在人體中都有一個相對固定不變的準確歸位點。接著，真氣會運動，一味中藥，看似簡單，它在人體中所產生的真氣運動，卻是很複雜的。然後，除了在人體中產生真氣，中藥還在人體中產生陰球和陽球，這是很具體的陰陽物質。至於是歸經歸臟，這和中藥的歸位點直接相關，但歸經和歸臟還不是中藥的歸位。所謂「歸經」，是一味中藥歸於人體經絡的一經或多經。以下面所講的檸檬為例，「歸臟腑」分別歸於脾臟和膽腑，而歸經則歸於膽經，相當獨特。

中藥還會在人體引發真氣的強烈運動旺相，進而引發人體產生黑洞。我也曾觀察過，抗生素在人體中也曾引發黑洞。

中藥不但能夠打開人體的臟腑和經絡，對人體進行全面性的新調整，從後面的附子湯觀察中，還能夠看到，中藥能打開平常不容易打開讓其運動的穴位和竅位。

中藥就像一個極天然單純、又極為複雜的小男孩小女生，我們和他們在一起生活，但要弄清楚他或她，還是很難！中藥一定是未來不可替代的藥物之王，我們應有足夠的信心，人類一定會回到一個新的中醫中藥時代。

我的觀察筆記

喝了檸檬茶後

觀察時間：二〇〇八年三月八日晚上七時至七時三十分
記錄時間：當晚八時二十九分

檸檬是世界上最有藥用價值的水果之一，富含維生素C、檸檬酸、蘋果酸、高量鈉元素和低量鉀元素等，對人體十分有益。英國海軍曾用檸檬預防敗血症。從中藥角度來看，檸檬味酸、甘，微苦；入膽經、脾經。

民間傳說檸檬利膽，下面是喝了兩片乾檸檬片沖泡的檸檬茶後，在人體中的觀察。約喝了二百毫升的檸檬茶。

1

如圖1，檸檬的眞氣入膽和脾。檸檬眞氣到劍突下二寸處，然後眞氣分成兩支，一支眞氣到膽；一支眞氣到脾下入脾。眞氣爲淡藍色。這次觀察到的是，從膽到檸檬歸位點，以及從脾到檸檬歸位點這兩段是經絡，氣色等特徵和經絡一樣，金黃色。

值得注意的是，檸檬眞氣在人體中的歸位點。這歸位點，是檸檬眞氣一旦在人體中產生，就會到此歸位點積聚，然後從這裡

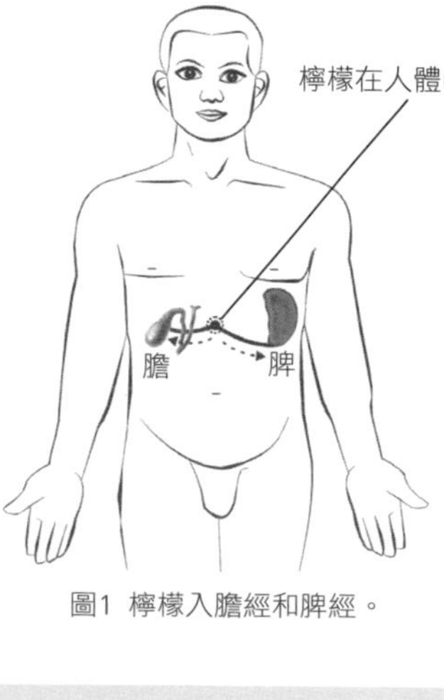

圖1 檸檬入膽經和脾經。

開始展開在人體中的程式工作。歸位點，就是檸檬眞氣在人體中的「家」。

2

接著，膽的眞氣強烈旋轉，出現較強的旺相。這代表檸檬正在工作，發揮作用（圖2）。

3

人體右側膽經旺相，膽經呈藍色。

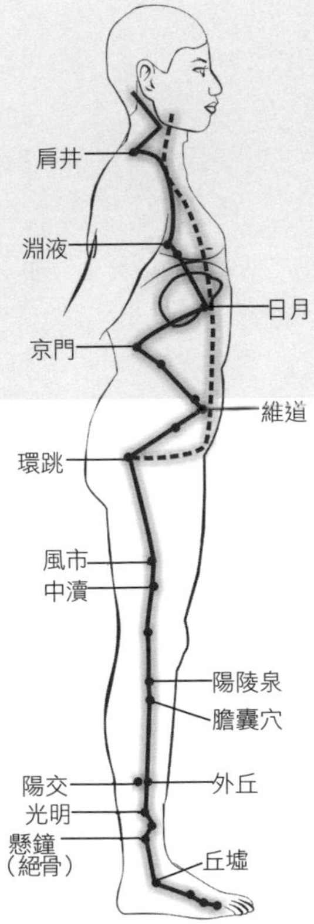

圖3 膽經旺相。

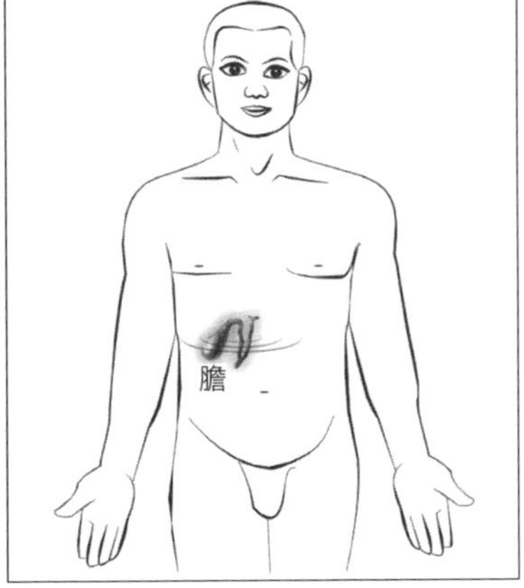

圖2 膽旺相。

4

接下來觀察到，膽囊中的眞氣強行打開膽管門戶（一定有一個穴位管理此處）。膽囊中眞氣旺盛，眞氣強烈衝出膽的這個門戶，並從膽管排出。

5

膽管口的眞氣強烈氣旋。眞氣成環狀排列成數個，向右旋轉。膽管通達。

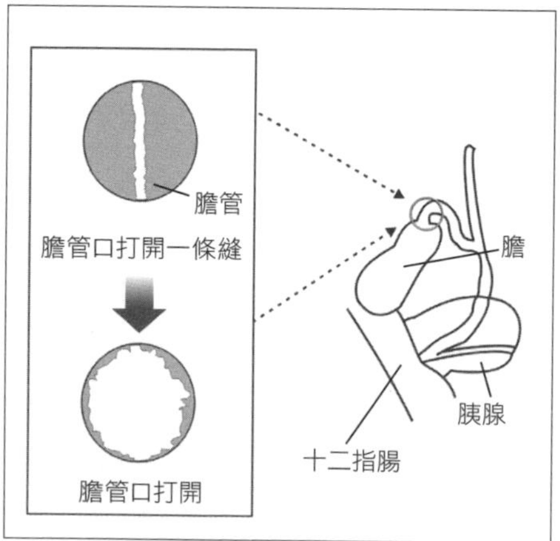

圖4 強行打開膽管門戶。

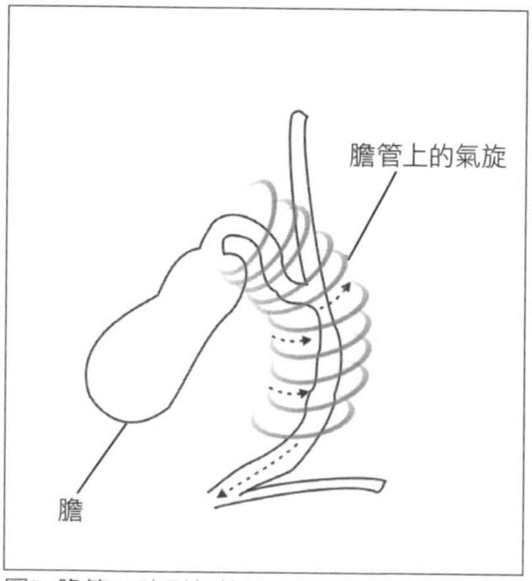

圖5 膽管口強烈氣旋。

6

膽囊產生一個黑洞，黑洞放光華，所放光華有四同身寸長。然後黑洞向內吸入眞氣。

7

脾膽相連的經絡旺相顯現，通脾臟的經絡有兩條：一連脾下，一連脾右邊；一連膽（如圖7所示）。小腹有嘩嘩響聲，眞氣往下流動。

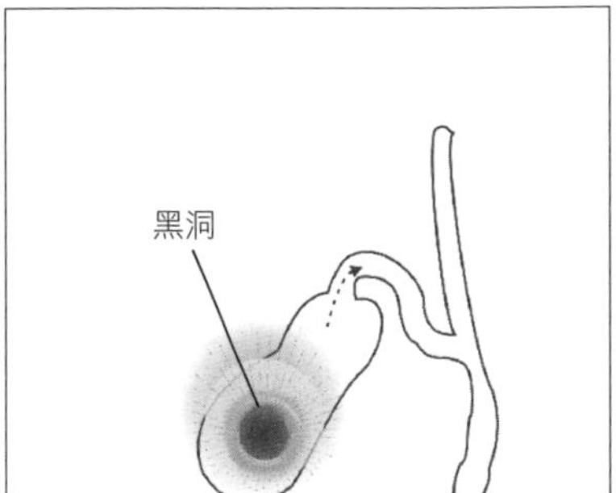

圖6 膽出現黑洞並放光華。

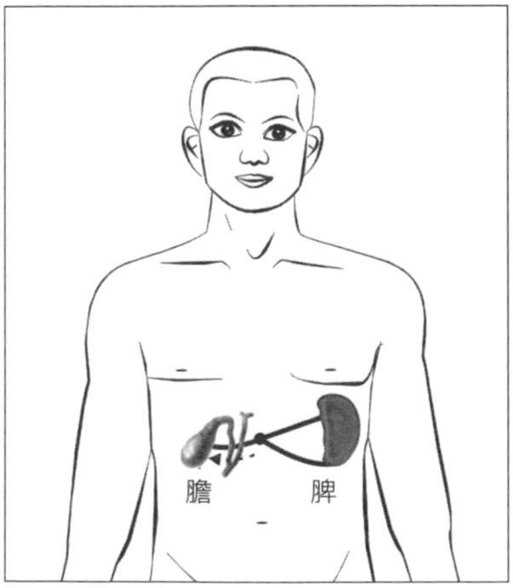

圖7 脾膽經絡。

我的觀察筆記

吃了金針菜後

觀察時間：二〇〇七年九月九日

金針菜是平常最常吃的乾菜，又叫黃花菜、宜男。這種中藥食物，開花時間在夏至後，約是農曆六月脾臟旺相時的這一個月。約用十根的金針菜乾品熬湯，服湯一百毫升。觀察結果如下：

1

服下後，金針菜的眞氣從心臟入位，鼓動心氣旋轉數分鐘，然後心氣下降。下降的眞氣，仍然爲黃色之氣，可以確定是本草之氣（見圖1）。

2

眞氣從心臟直接下降過了膽，然後黃氣以一個奇特的漂亮回轉向上，入膽，通膽囊及膽管，鼓蕩膽氣（見圖2）。

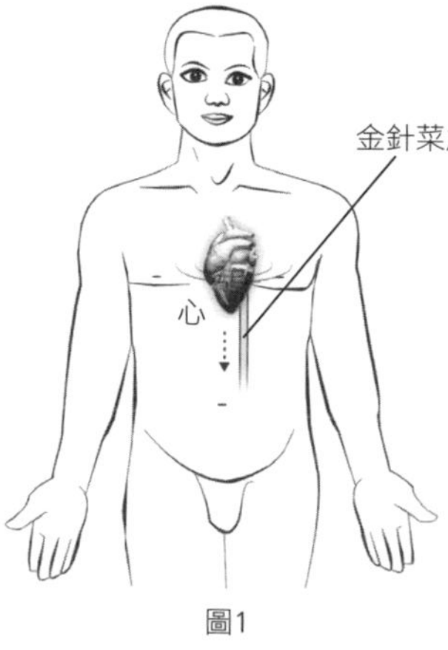

圖1

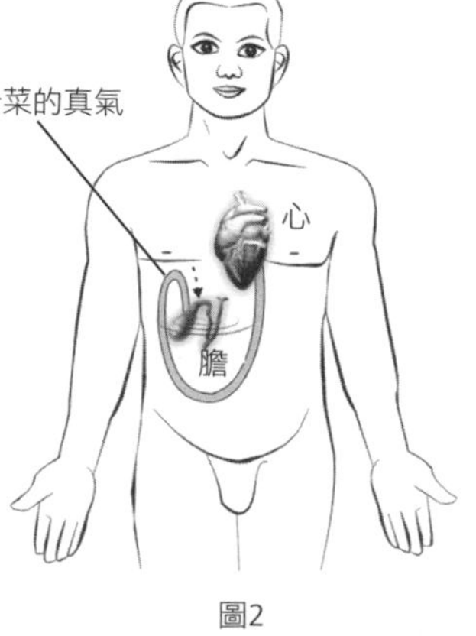

圖2

3

膽氣足後，一支從回轉處進入人體深處，入命門。另一支，入臍上二同身寸處。入命門處深隱不見；入臍上處，向上通任脈，不下臍（見圖3）。

4

人體中的膀胱經旺相，通太陽穴。

5

然後，臍上的眞氣固定在臍上約三同身寸任脈上，聚成一點，鼓蕩。

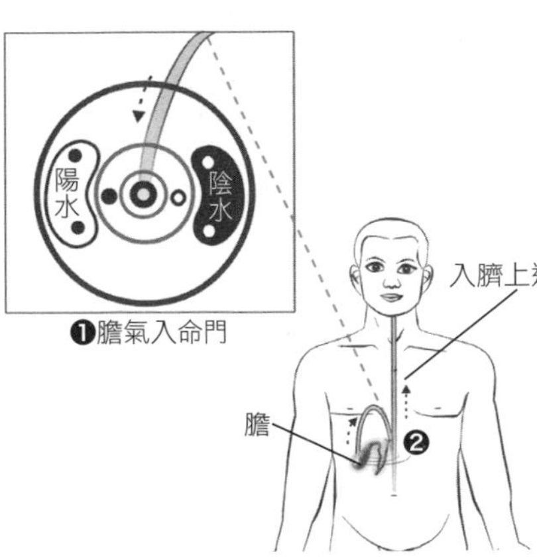

圖3

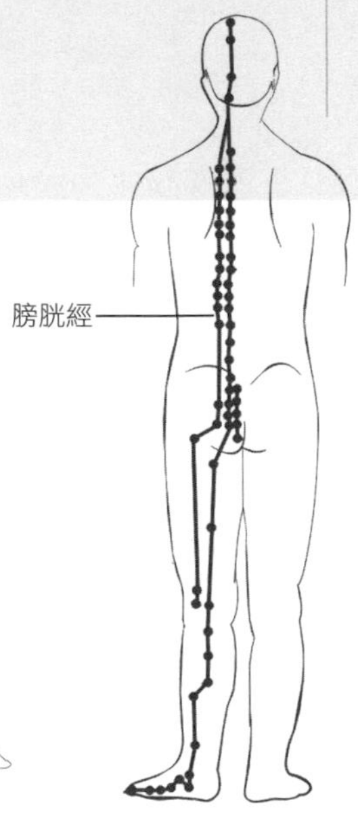

圖4

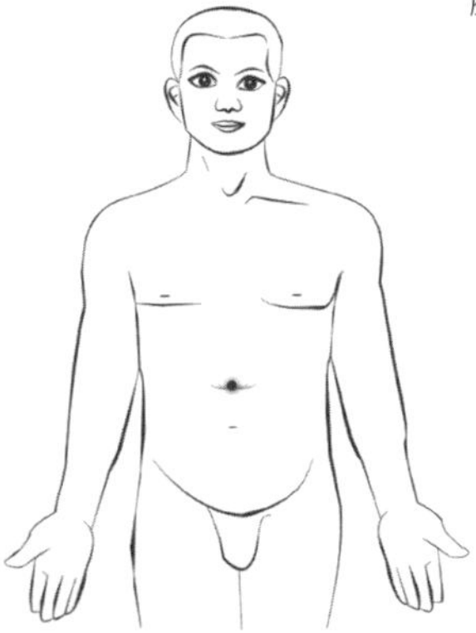
圖5

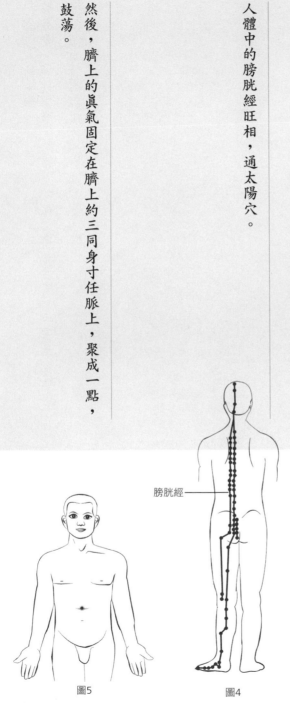

6

脾氣動。脾氣下降，到臍上任脈三同身寸處。兩種眞氣匯合。該處運動加劇，出現黑洞式的旋轉。

7

該處氣機運動一共持續了約十五到二十分鐘。然後，入隱形通道回歸恥骨，歸入下丹田。

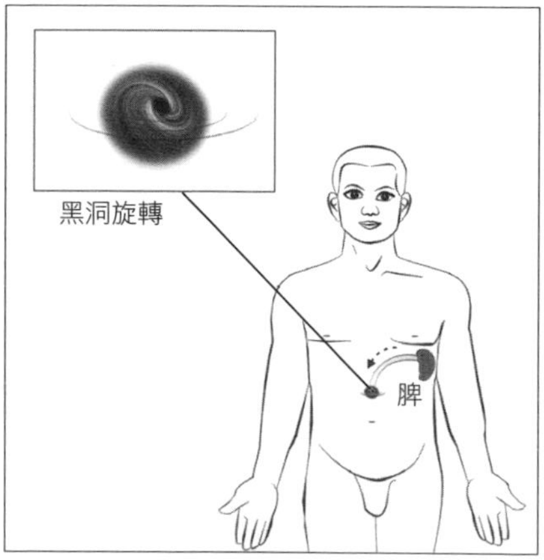

圖6

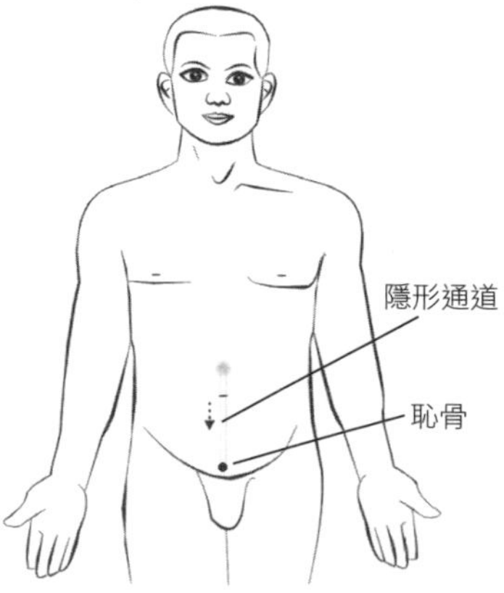

圖7

我的觀察筆記

服用附子湯後

觀察時間：二〇〇八年十二月某日晚上八時

一患者因二〇〇八年十二月約晚上九時左右，感受風寒、頭痛，利用家中現有的中藥，配製下面方劑，熬成湯劑後服用。

- 附子3克　•杜仲3克　•首烏3克
- 花椒3粒　•鮮生薑30克　•朝天椒1根
- 紅糖少許　•老豆腐20克　•包心菜葉手掌大一片

水煎十五分鐘後服下一百毫升，服下後出汗休息。中藥馬上在人體產生作用，具體觀察如下：

1 大腦督脈和任脈通。頭部神庭穴位一帶，眞氣跳動、旺相（見圖1）。

2 接著大腦中的九宮旺相。

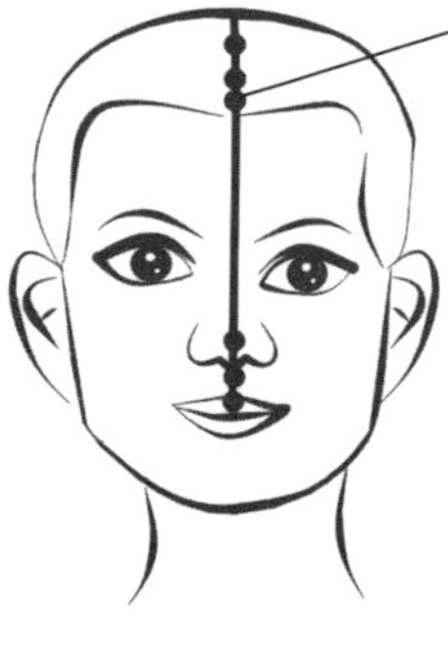

圖1 前額經絡通達。

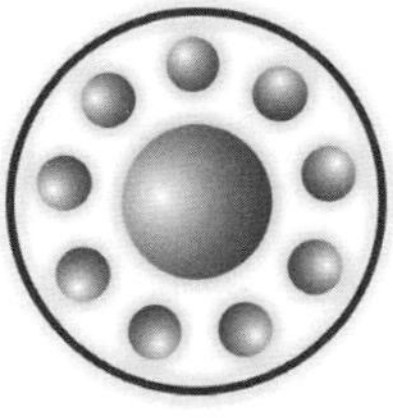

圖2 大腦九宮旺相。

3

命門產生一種特殊的旺相。觀察到左右腎上的四個穴位眞氣旋轉運動，如圖3所示。這是中藥的功勞。

4

然後，心與腎交通。心臟所有的七十二候穴顯現，穴門打開。

觀察過程如上，患者出汗，休息一會後，風寒頭痛一概痊癒。在這次的內證觀察中，發現這樣一劑簡單中藥，竟然同時啟動了人體如此複雜的無物質器官工作，特此記錄下來，以證中藥的神奇。

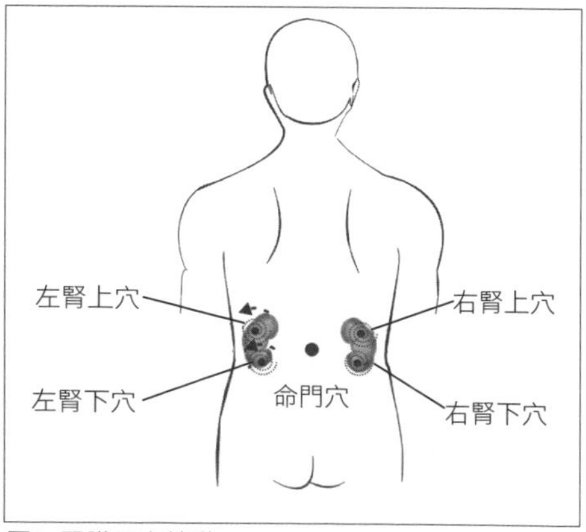

圖3 腎臟四穴轉動。

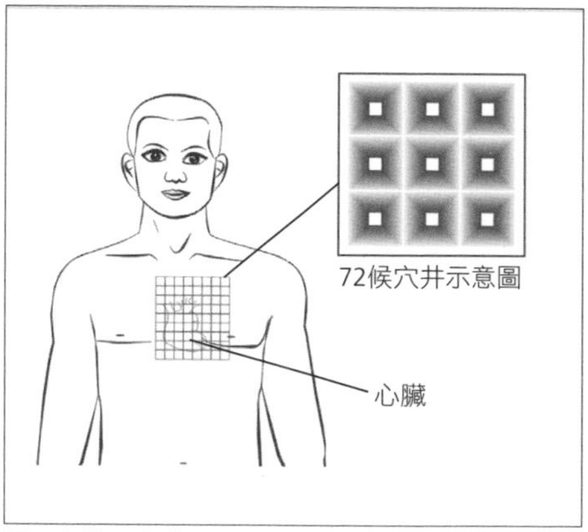

圖4 心臟72穴井。

人體對西藥的奇怪反應

從來沒有想過在內證下觀察西藥是什麼樣子。因為偶然的原因，觀察到一些現象，相較於中藥，西藥更奇怪了，有點像是《黃帝內經》中講的祝由術。事實上，在內證觀察下，無所謂中藥或西藥，只有本來面目。我把觀察到的一些現象，和大家一起分享。

我的觀察筆記 1

喝了某種可樂後

觀察時間：二〇〇七年某天下午四時

可樂不是藥物，但其基本原料是用化學方法製造的，暫時歸入化學藥物一類來觀察。當天因口渴，喝了一瓶可樂，六百毫升瓶裝，是可樂型碳酸飲料。飲用約四百毫升後，不想再多喝。我的觀察如下：

紅符入肝：在肝臟觀察到有紅色符號，如圖1所示。在內證中，化學藥物多會呈現出陰陽符，這是一個很奇怪的現象。出現在肝臟的紅符，究竟是什麼意思？爲什麼？

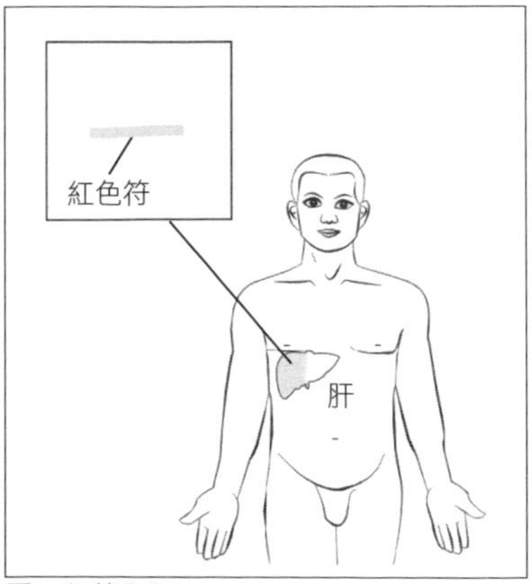

圖1 紅符入肝。

2

眞氣上升到頭部，百會穴旺相。

3

頭內陽符下降：觀察到大腦內有一個陽符，如圖3所示。然後有氣在運動，頭內的陽符下降至任脈，這個陽符消失於臍上胃下。這種情況很少見，顯然是飲料的作用。

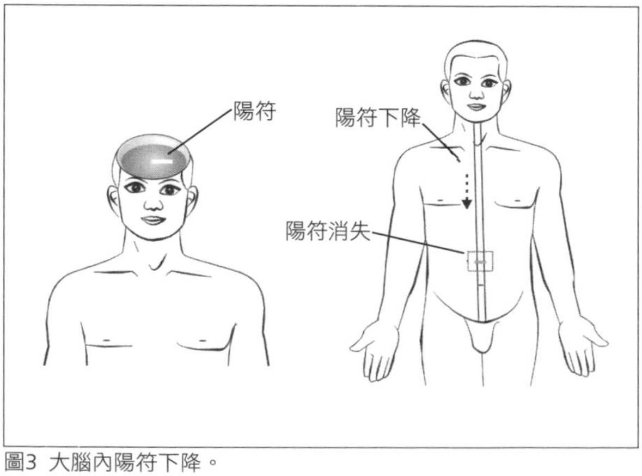

圖3 大腦內陽符下降。

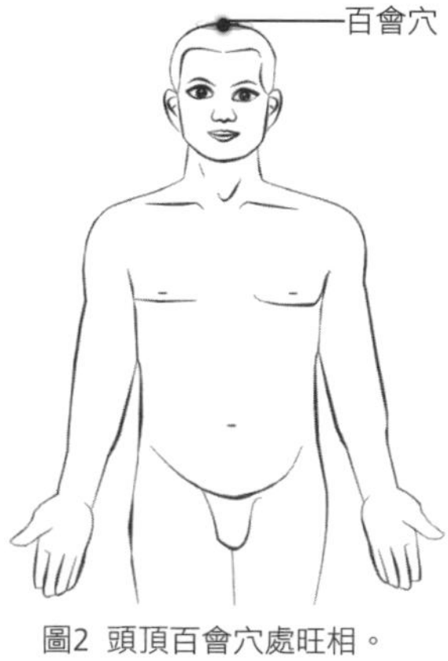

圖2 頭頂百會穴處旺相。

1

我的觀察筆記

注射青黴素後

觀察時間：二〇〇七年五月十二日至十四日

青黴素（盤尼西林）是最常用的抗生素。想不到，在內證中觀察到的青黴素作用，會是這個樣子。一個成年男性患者，接連三天分三次注射青黴素。所注射的青黴素是某醫藥集團製藥總廠生產的一六〇萬單位注射用青黴素鈉，每次五支，共計八百萬單位。第一次注射時，加了糖皮質類固醇一支，五克。每次用生理食鹽水注射液二百五十毫升。糖皮質類固醇和生理食鹽水注射液觀察到的情況在此不述，只講對青黴素的觀察。

青黴素在內證觀察中，是屬於中醫所講的純陰性物質，也就是陰符。由於是靜脈注射，用的量大，對人體刺激也很大，特別是第一次注射，氣血運動極大。下面是第一次觀察後我所寫的兩點記錄：

青黴素的陰物是以一種純結構符號、陰的形式在人體主要部位瀰漫式分布。在腳的湧泉穴、勞宮、膻、肝、心、脾等穴位和臟腑平均分布，人體中幾乎重要的臟腑和主要穴位部位，都有青黴素這種陰物的穩定存在。

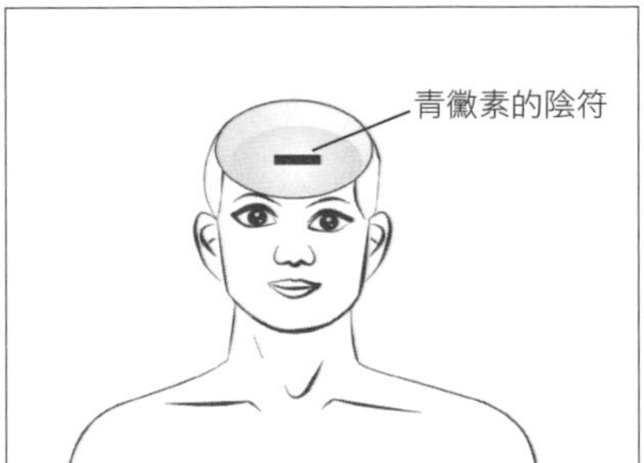

圖1

2

青黴素在人體中所呈現的這種陰性的陰符結構，具有穩定性特徵。通常人體的具體陰陽結構，大都是以球態、氣態的方式表達和運動的，便於人體接受和排出。而青黴素在人體中的這種結構比較穩定、大劑量的普遍存在，和一般單一中藥或者平常的普通複方中藥在人體中的表現，差異較大。

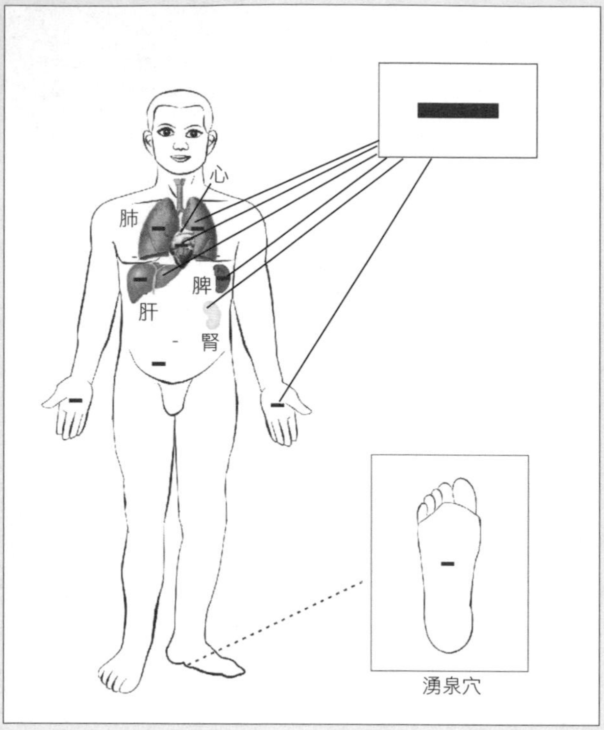

圖2 青黴素在人體的分布。

結論

中藥是有固定運動區域和運動時間的，有準確具體的標靶，會循經尋病灶所在而歸位，分布比較小。好的中藥，還會順著人體的經氣運動。

相反的，西藥的青黴素不管三七二十一，在人體平均分布，對人體中普遍存在的病症有直接的、大面積的殺傷作用。平均性、穩定性、普遍性，是青黴素最突出的功能，陰殺的功能較強，這是其優秀之處。但和中藥相比較，在人體局部區域發揮功能的作用差，其一。其二，智慧性差，笨老大，無所不至，不是尋病歸經歸位。其三，化學藥物也同樣有陰陽結構。但由於是多次提取、淬煉的結果，陰陽氣無一剩餘，只剩下極簡單的陰符結構，也失去了在人體中類似中藥那樣形成太極器官的力量和功能，喪失了和人體隱形結構中大量存在的陰陽結構有機結合的機會。

當時我在第二次觀察記錄的最後，這樣寫道：「所以我的初步結論是，化學藥物和中藥最本質的共同點是：化學藥物和中藥一樣，同樣含有陰陽，這是兩者最根本的出發點。化學藥物含有純粹的陰陽結構——陰符，比中藥要多得多，在人體平均分布也大得多。這種情形在中藥中很少見。」

所以，如果以中藥的標準來看，化學藥物和中藥本身沒有太大的差別。兩者都是可以用陰陽結構或陰陽真氣做標準來衡量的天然藥物，只是加工方法導致了雙方最後的差異。

從這個觀察結論來看，可以認為，作為化學藥物的青黴素，同樣可以製造成具有化學藥物及中藥雙重優勢的新中藥。西藥也有可能製造成這個樣子：具有中藥的陰陽真氣結構和歸經歸位的智慧，也有化學藥物的穩定性、純陰性，同時也能減少大量用藥、在人體中普遍分布的缺點。

西藥的中藥化、自然化、人性化，看來是未來化學藥物、基因藥物的必由之路。在這次觀察記錄寫完後，筆者深有感慨，又寫下了這樣的話：「現在，像青黴素這種藥物，用起來就像是在槍斃一個活人一樣，太可怕了；又像是把一個人活活釘在牆上。人類落後的藥物技術，太可怕了。未來，當中藥內證大白於天下時，我想，那時候的人們，一定會知道我為什麼這樣講。」

下篇

神奇的太極器官與五臟

【卷八】◈神奇系統

中國古代的性命之學，把人的生命分成「性」和「命」有機結合的兩個部分。「性者是元神，命者是元氣」、「性命者，神氣之根源也」❶，人的天性這一部分，其最高管理者是元神，由元神構成了一個特殊的管理和控制系統，可以稱為「元神系統」。為了方便理解，把元神管理的這一系統，稱為「神奇系統」。因為這一部分，功能奇特。

元神主掌的神奇系統

元神主管的神奇系統，主要由三魂、七魄、脾的神形、肝的神形等構成。這些名字聽起來挺神祕的，甚至有些讓人覺得可怕。事實上，沒有什麼好神祕的，而且這些東西全都挺可愛的，是人體中最可愛的「人」。

人們之所以感覺到神祕、可怕或恐懼，是因為元神所管理的神奇系統，是由「無」、「空」一類的物質構成。《西遊記》中的孫大聖所以能七十二變，也是因為他姓孫，是由無和空構成的。他是誰的子孫？當然是——宇宙、大自然。

元神

元神不是神，而是人體中最高一級的生命物質。元神的「神」，不是講這個東西如何神奇，只是講元神是一種自然現象。「神」這個漢字，本來的意思是天示也。什麼是天示？就是自然的客觀展現，不是人為的。宇宙大自然展現它的真理、規律及現象給人類觀察。大自然所展現的這個東西、這個運動過程，就稱為「神」。元神根本與什麼神鬼無關，如果要講元神有神，那元神只是我們每個人自己，我們自己本來才是真正的神。這個神字，只是指元神這種最重要的生命物質，其功能十分神奇、不好認知而已。

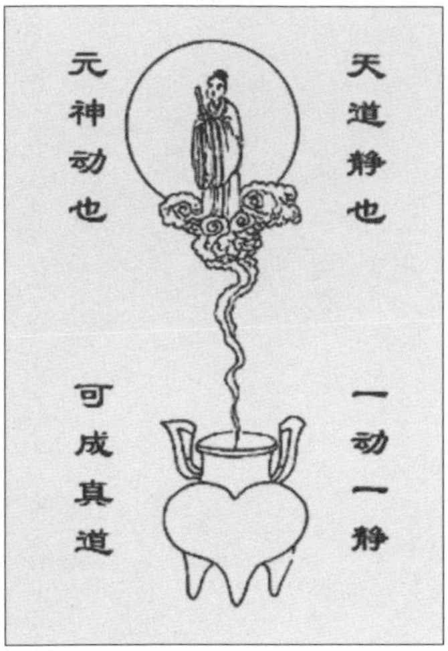

圖8-1 天道元神圖。

元神是空、無一類的生命物質，是人體中最重要的空無器官。元神的另一個重要特點是「象」，元神是有形象的東西，是很具體的。請讀者想想，我——真正的我，難道不具體嗎？只不過我們生命中的這種最重要的物質，不是和骨頭、肉體一樣的存在，顯現方式也不同；元神是以「象」這樣的方式存在。

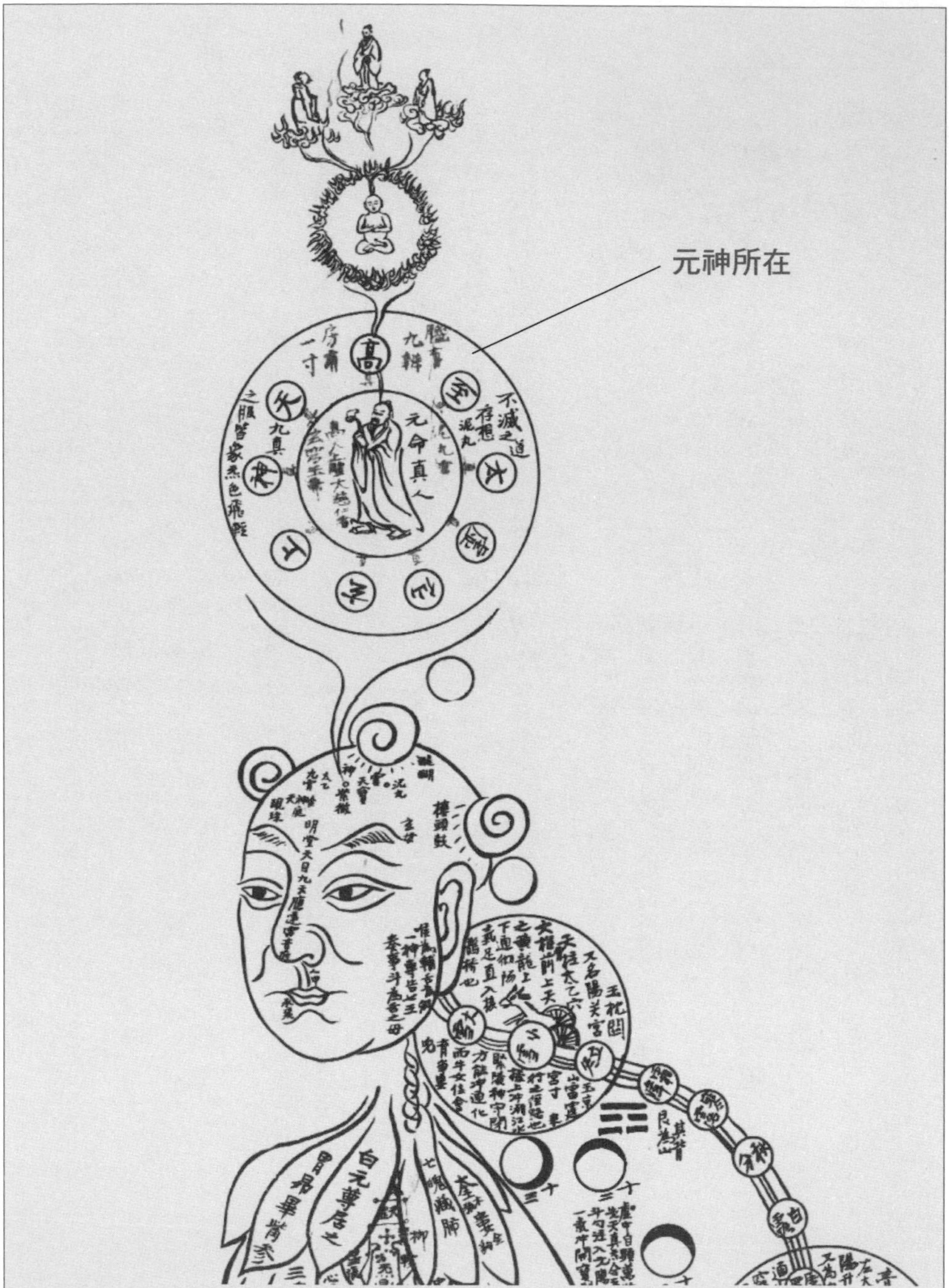

圖8-2 李時珍在《本草綱目》中說：「腦為元神之府。」道家修煉更進一步講元神藏在「泥丸宮」。圖為「修真圖」局部。

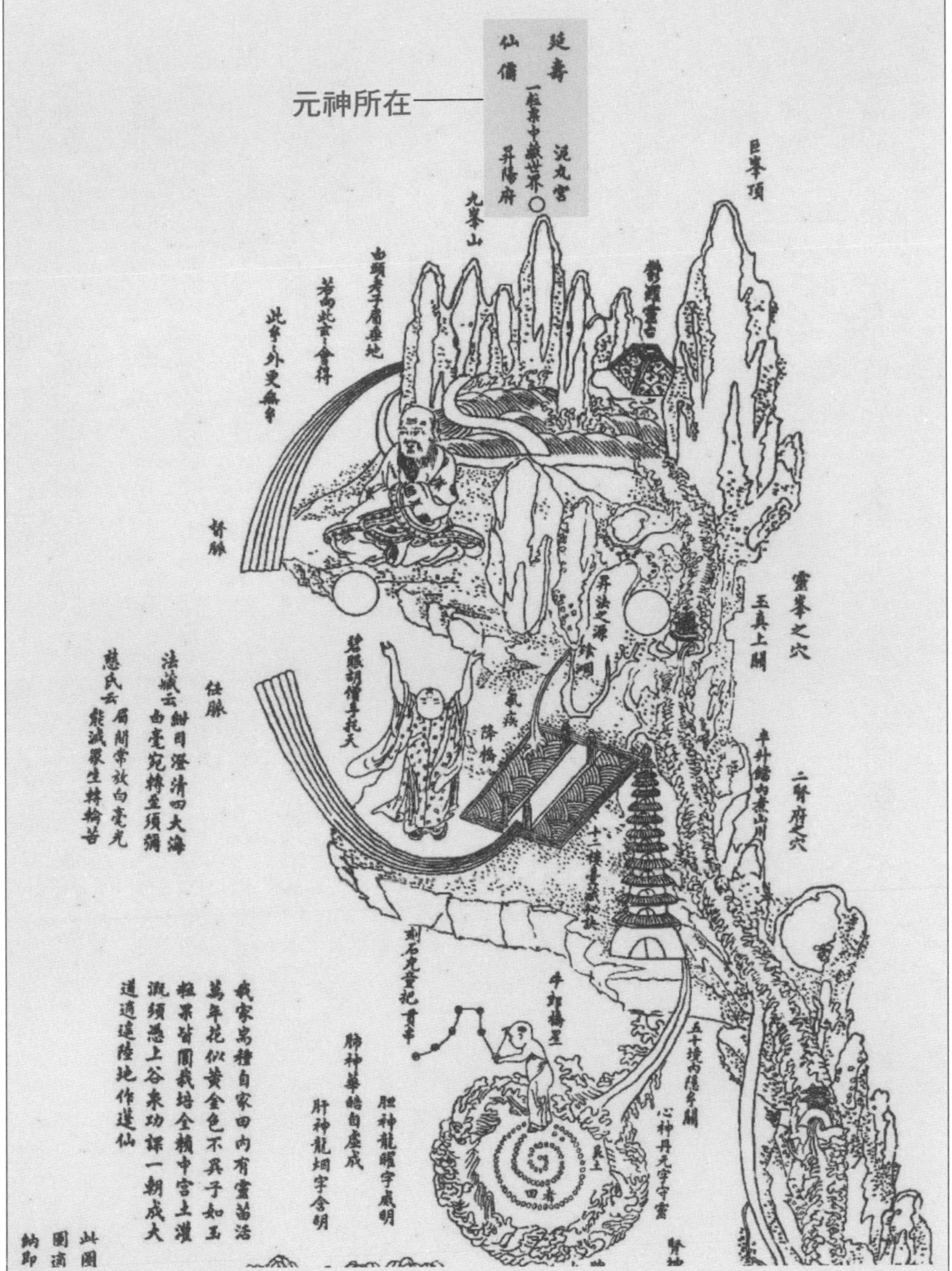

圖8-3 內經圖用「人體山水畫」的形式描繪出人體與自然相應的規律，暗藏許多玄機，其中「一粒粟中藏世界」，「粟子」就藏在泥丸宮，泥丸宮為元神所居。

古代學者認為，元神性善，好長生，而後天還有一個神稱為「識神」。這個神，好死，也好塵世的各種欲望。修真圖中的元神居於大腦九宮的中宮，是一個仙人的樣子。

北宋道士張伯端說：「夫神者，有元神焉，有欲神焉。元神者，乃先天以來一點靈光也。欲神者，氣稟之性也。元神乃先天之性也。形而後有氣質之性，善反之，則天地之性存焉。」王重陽祖師說：「元神者，乃不生不滅、無朽無壞之真靈，非思慮妄想之心。天心乃元神之主宰，元神乃天心之妙用。故以如如不動、妙圓天心為主，以不壞不滅、靈妙元神為用也。」

所以元神具有幾個最重要的特點：其一，代表人類生命的真性質；其二，是一個「靈」字，靈奇神妙，有妙用；其三是光，元神也是一種特殊的光氣。

古代探索者認為，元神是人的「本來面目」，是人的「真我」，是人得以長生的根本原因。在父母受孕時，胎兒就有元神及識神。元神出無極之真性，無識無知；識神稟太極之元氣，有識有知。元神能主身體之造化，識神能主人心之變化。人一旦降生，元神及識神就分開了。元神居於頭上「天心」中，識神則居住在下面的肉心中；元神喜靜，識神喜動，識神動則情欲盛，情欲盛則耗散元精，進而耗散元神。元神被識神所控制，久而久之則識神飛揚跋扈，元神昏迷喪失。

中國傳統的生命科學及中醫認為，人就是要想辦法回歸自己的真我和本性，用元神的至善來指導人生實踐。

三魂

中國人一直相信「魂」是客觀存在的。魂這種東西，肉眼確實是看不到的。但當一個人的狀態不好，失魂落魄時，或者當你嚴重失戀時，朋友一定會講：「你把魂丟了！」沒有哪一個人願意講自己是沒有靈魂的人。人和機器的最大差別，就在於人有靈魂。如果有一天機器有了靈魂而人沒有了靈魂，那一定是機器把人類給淘汰了。

這個靈魂的「靈」就相當於元神；而「魂」就是現在我們要探討的三魂了。三魂，是指一個人有三個魂。

中醫學經典《黃帝內經》說五臟之中，「肝藏魂」；而修真圖也說「肝藏魂」。《道藏》還說「魂」就是具有人的樣子及形象的三種真氣，只不過魂是一種屬於氣態的特殊東西，是空、無一類的物質，這是一種真氣形

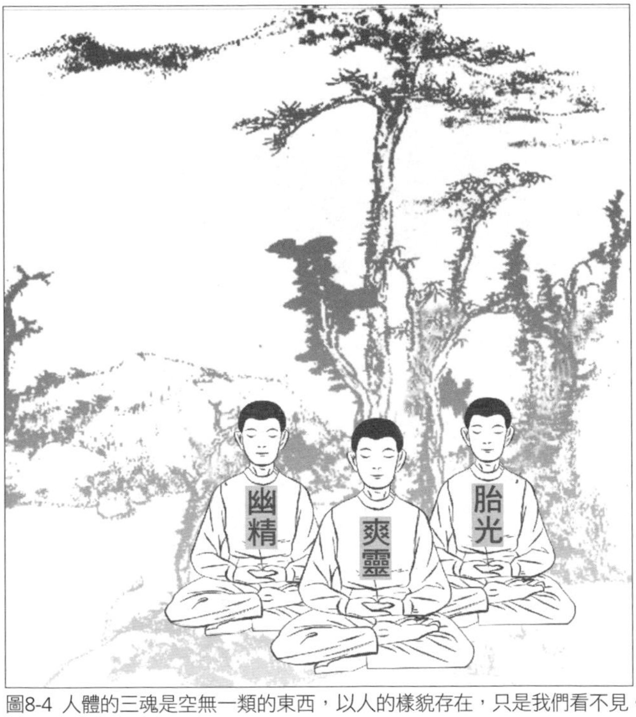

圖8-4 人體的三魂是空無一類的東西，以人的樣貌存在，只是我們看不見。

成的形象，存在於肝中，但喜愛運動。《靈樞．本神》曰：「隨神往來謂之魂。」講的就是三魂受元神控制進行運動。沒有魂，人就不成其為人。

劉一明祖師❷說：「魂者，歷劫輪迴之種子，為人為鬼是他，為聖為賢是他，為善為惡也是他，被毛戴角也是他，身未生時他先來，氣未絕時他先去。當人破胞出頭之時，哇的一聲，即魂入竅之時。魂一入竅，受後天木氣與先天元性相合，假依真存，故嬰兒落地時無聲者，不成。以其遊魂未入，雖有元性，不能獨存，假借真存，真亦借假而留也。」

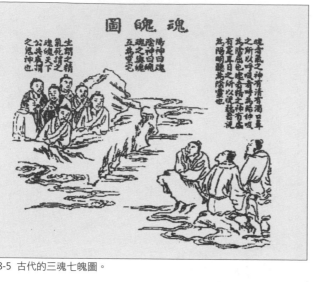

圖8-5 古代的三魂七魄圖。

《太上老君內觀經》❸說人在胎中時，「三月陽神為三魂，動以生也（意思是母親懷孕三個月時，胎兒有了魂）；四月陰靈為七魄（懷孕第四個月有了魄），靜鎮形也。」

《雲笈七籤》❹卷五四說：「人身三魂，一名胎光，為太清陽和之氣，屬之於天，令人心清靜，絕穢亂之想，為人延壽添算，主命；二名爽靈，乃陰氣之變，屬於五行，使人機謀思慮，多生禍福災衰刑害之事，主財祿；三名幽精，陰氣之雜，屬於地，使人好色嗜欲，穢亂貪睡，主災衰。三魂又稱三命，胎光常居本屬宮宿，爽靈居地府五嶽，幽精居水府。三魂中，爽靈、幽精二魂孳生機心與貪欲，令人勞神耗氣，精氣枯竭。」

以古代探索者的眼光來看，這三魂是一個好而兩個壞。一個好魂叫胎光，兩個壞魂叫爽靈及幽精。三個魂性質各異，功能不同，各行其政，各當各的官，各做各的事。

七魄

《素問．六節臟象論》說：「肺者，氣之本，魄之處也。」七魄藏在肺中，《道藏》提到七魄的樣貌看起來像陰鬼。為什麼看起來會像陰鬼？七魄從顏色來觀察，都屬於半黑的暗色，是陰性。另外，我們常說魄力魄力，七魄主管的是人的生命力，魄代表並管理人的欲望及生命之力。七個魄各自代表不同的欲望，長相也各不相同。過度的欲望，

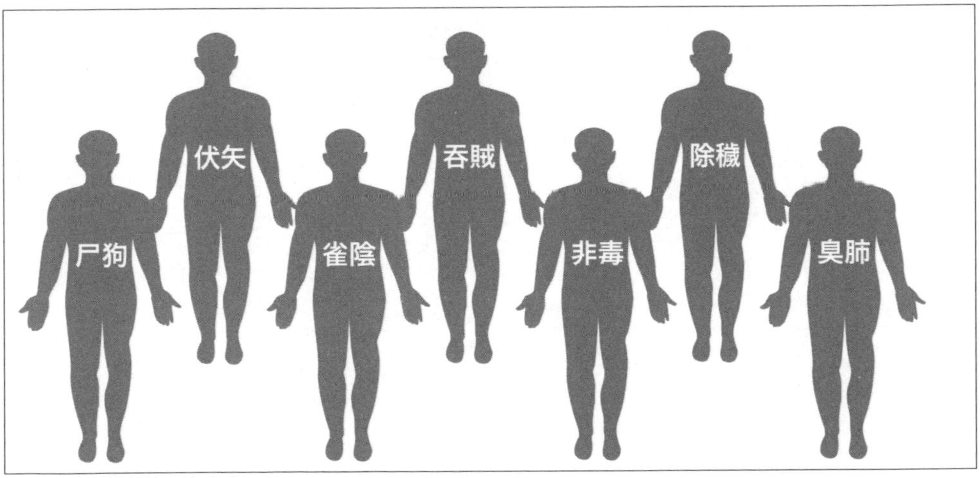

圖8-6 人體的七魄各有名字。

會使七魄失去了正常的人形，而變成我們想像中的惡鬼、怪胎、畸形物。七魄幫助我們處理身心中的一些東西，有些確實是邪惡不經的東西，是見不得人的。這七個長得像鬼的「魄」，名字分別叫尸狗、伏矢、雀陰、吞賊、非毒、除穢、臭肺，過去人們認為七魄是人體中的陰氣和濁鬼。換句話說，七魄是陰氣性質，而且是有具體形象的。

稱為七魄的原因，是因為在內證中可以觀察到七魄的七個具體的樣子。如同元神及三魂，七魄也有七種形象，而且長相醜惡，從名字就可見一斑。實際上，好也罷，壞也罷，這些都是我們自己的東西。人的壞和醜，是人類無法掩蓋的呀！

七魄實質上是我們這些冠冕堂皇的人，在生命深處所隱藏的七個有嚴重殘疾的自我，我們後天內在的結構就是這樣，讓我們好好反省自己吧！不過我們平常看不到七魄，因為七魄是以無物質的狀態存在的。

劉一明祖師說：「至於魄者，借血氣之靈，受金氣而凝結，生後七七四十九日而始全，死後七七四十九日而始滅，世俗亡人，七七四十九日之期，正為此耳。」

所以中國人在祭奠亡者時，最短的儀禮也要過七七。七七是和亡者的魂魄有關的。這種喪葬禮儀的淵源可上溯至周朝，一路傳承下來，只有簡化，沒有變化。在中國古人眼中，一個人的真正死亡是在亡者肉體死亡後四十九天，也就是魄最後消失的時間。古人認為，人死亡離開親人的真正時間是七七四十九天，那時七魄完全消失了。

五臟是五個存放寶物的倉庫

我們會發現一個很獨特的現象，就是西醫把心肝脾肺腎稱為五臟，古代的中醫也稱這五個人體器官為五臟，比如《黃帝內經》就是如此。

臟是指由肉體構成的器官，當然是可以見到的。臟古作藏，意思是隱藏、包藏，收藏很多寶物在一個大倉庫中。中醫所講的五藏，就真的是五個生命的寶庫。那麼，在中醫所講的心肝脾肺腎這五個倉庫中，到底藏了哪些寶呢？

《黃帝內經》和《道藏》都有提到：心藏神，肝藏魂，肺藏魄，脾藏意，腎藏精。這五個寶庫至少藏了這五樣寶貝。五臟所收藏的這五寶，全是空無一類的物質。

五臟中所藏的寶物除了上述五樣之外，每個臟還各收藏著十多種我們生命必需的東西。這十多種生命必需的寶物，同樣都是由空無一類的物質構成。

這十寶主要是音、方向、空（間）、數、信息、陰陽、色、味、真氣及網絡等。音指聲音、音樂，古代有個詞用以專門表達這個意思，就是「天籟」——宇宙自然的聲樂。我們的五臟，以及我們身體中的大易物質，都有極為悅耳的聲音，簡單取個名字，可以叫「天樂」。我們的生命會唱歌，只是這歌聲，不是隨便就能聽到的。

五臟藏五寶

五臟	五寶
心	神
肝	三魂
脾	意
肺	七魄
腎	精

五氣歸於五臟，五臟就有了自己的方位及空間。這個空間既在人體內，也在人體外。數在中國古代指生命的內數規律，《河圖》就是探索內數的學問。除此之外，五臟中收藏的其他寶貝還很多，這些都是我們生命運行所需要的十八般武器。當我們需要時，就能從五臟中取來用了。

所以說，五臟可不是隨便叫的，它們真的是五個寶庫，五個聚寶盆。下面我們再來一一探討五臟所收藏的寶物。

五氣

五臟這五個寶庫中藏有五神。五個神仙？當然不是。神是指特殊的真氣。下面就先來說說五方真氣。

《黃帝內經》記載，五臟中有五種真氣，一是南方之氣，紅色；二是北方之氣，黑色；三是東方之氣，青色；四是西方之氣，白色；五是中央土氣，黃色，以時入脾胃。在我們的尋常觀念中，會以為五種氣就只是空氣罷了，只是來的方向不同而已。但事實上，不全

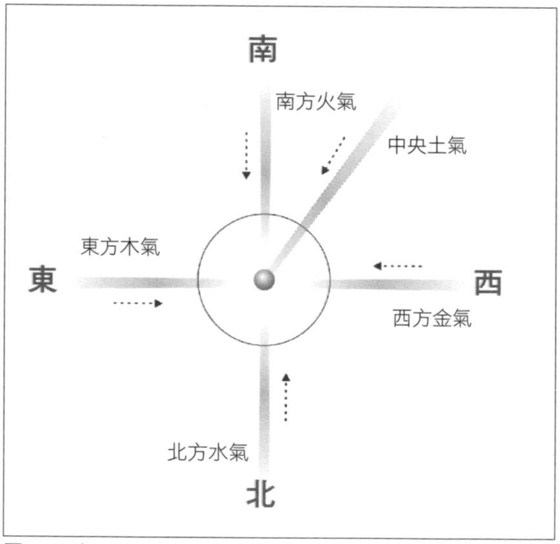

圖8-7 五氣。

然是這樣：真氣及空氣不是一回事。

這五種真氣全是空空無色性質，各有自己的真色，用肉眼是觀察不到的。

這五種氣，是嚴格按節氣和時間循環運行的。比如大年初一，青綠色的東方春氣來臨，經由胃經的太乙穴進入肝臟；而肝臟也會和東方春氣進行氣交，人的肝臟也會傳一些自己的氣給東方青氣。氣交，禮尚往來，這是大自然的規律，不是人類瞎編的東西。先是大年初一木氣降臨人間，這是序曲，然後我們再看看，東方木氣在宇宙中的生力軍所唱的大合唱，所奏的交響樂。

在本書後半，還會看到關於北方水氣、西方金氣的描繪。寫到這裡，我想講一點我個人的感想：人類對天地自然、宇宙萬物是有責任的。人類不能在地球上亂搞，更不能在宇宙中亂搞，我們的家並不僅僅局限於這個地球。

五方之氣至少有六十花甲、一年四季、一天十二時辰的三個大規律。比如二〇〇六年底、二〇〇七年及二〇〇八年有一個共同點，就是水旺。這裡所謂的旺相，就是肉眼看不見的真氣正在興旺、激烈地運動著。雖然屬於空無一類的物質，但這些東西是客觀實有的，也是人類無法控制的。

五臟運動的最重要的元素之一，在中醫看來就是五氣。脾臟中貯藏的是黃色的土氣，其顏色是燦爛輝亮的嫩亮色。

我的觀察筆記

東方七宿

觀察時間：二〇〇八年二月二十二日（正月初六）中午

1

東方七宿在鞭炮聲中，閃亮登場。角宿的光先是下傳一團牛角形的光氣。

2

角宿要傳輸給人的眞氣，先射到這牛角狀的光團上。每一束光都在牛角光團上產生一個折射，分爲兩束光線再從牛角射出，這兩條光線有一個角度（見圖1）。角宿的光，非有角不可，沒有角看來就不是角宿的光。（據資料所載，角宿一距我們二六〇光年，表面溫度達到攝氏二萬度，發青白色的光。）

3

亢宿的光如其名。它的光一接觸到人體，瞬間就形成一道光柱往上行，同時那光眞的還發出了一個聲音，就像全球上最棒的超級美聲男高音唱了一聲響徹雲霄的「啊——」。隨著這一聲「啊」，上升的光柱頂上光花沸騰（見圖2）。亢宿呀亢宿，你的歌聲眞是高亢入雲啊！

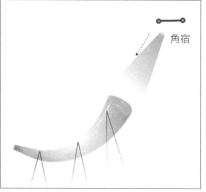

圖1 角宿的光下傳一團像牛角的光氣。每束光都在牛角光團上產生一個折射，分為兩束光線再從牛角射出。

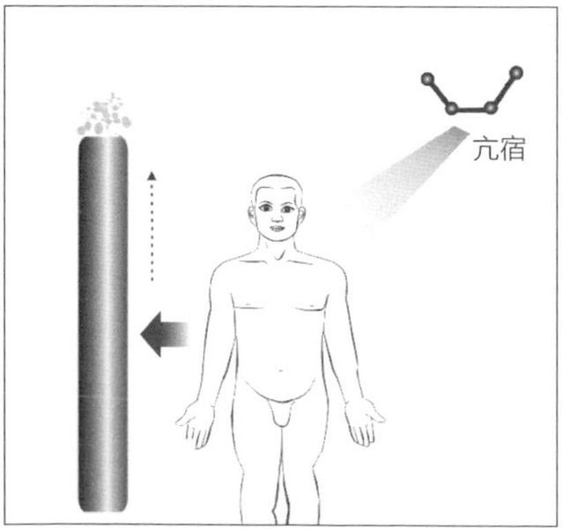

圖2 亢宿的光一接觸到人體，瞬間就形成一道光柱，頂端還迸出了光花。

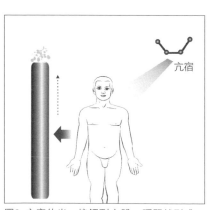

4

氐宿及房宿的光同樣下傳給人。相較於亢宿，氐宿發出的聲音是全宇宙間最低的男低音：「噫——」，而且音調一直往下走，似乎在地面徘徊。

5

心宿：三道光束同時下射（見圖4），我後來還觀察到同樣的情形。心宿專門射人之心，好心壞心，心正心邪，天豈知乎！

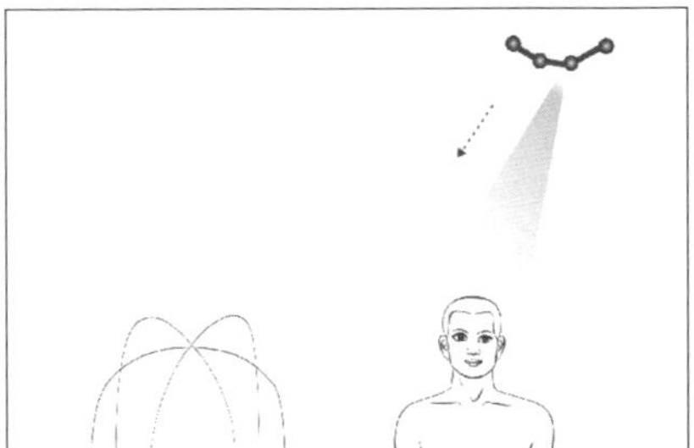

圖3 房宿光氣下傳碰到人體後的形狀。

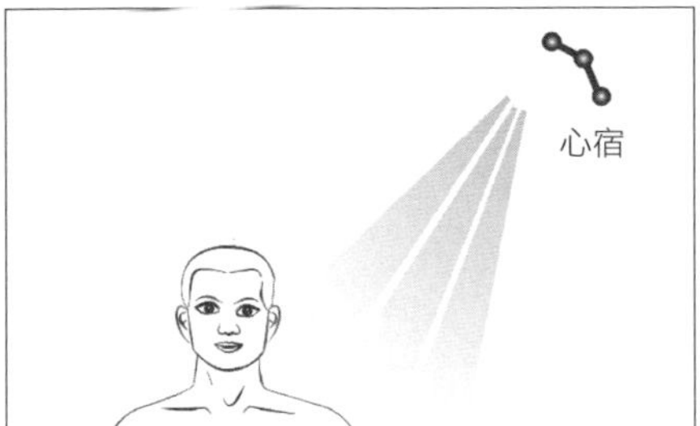

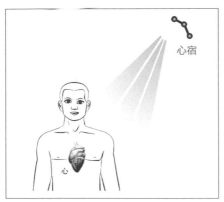

圖4 心宿以三道光束直射人體心臟。

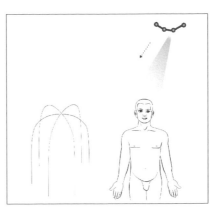

6

尾宿：上天對人的垂憐和關愛是無微不至的。尾宿的眞氣直射人的兩腿空處（見圖5），激發尾閭骨的眞氣，使眞氣沿督脈上行。

7

箕宿的光氣在照人時有如圓形的箕子，先在空中懸住，然後有光從此棋形光團處下照人體（見圖6）。（據資料所載，箕宿三距離地球八十八光年。）

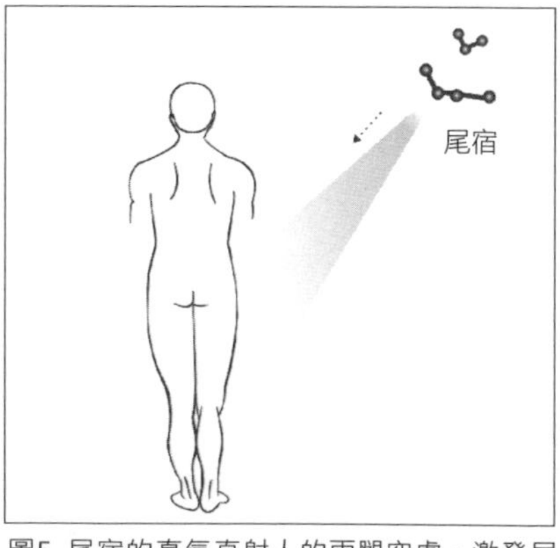

圖5 尾宿的真氣直射人的兩腿空處，激發尾閭骨的真氣上行。

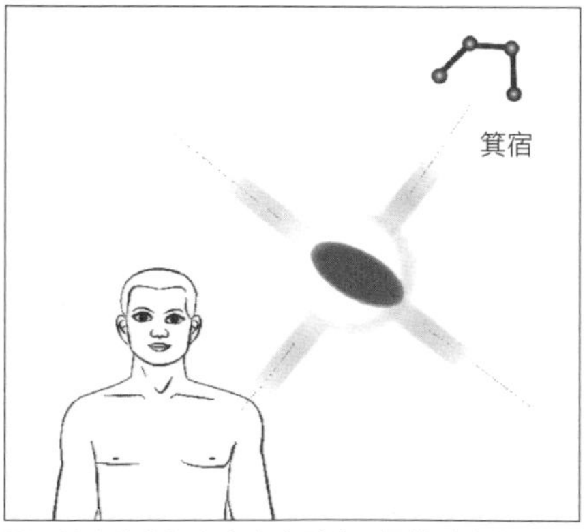

圖6 箕宿的光氣在半空中形成一個棋形的光團。

這五氣不僅僅是無形瀰布，更是有組織、類似管道一樣地直接傳給人類，好比拉進每家每戶的天然氣。你能想像一個人到了春天，身上拉著一條東方綠氣的管子嗎？相不相信老祖宗的話由你，但宇宙五方之氣的這五條加氣管子，一年四季輪番給你的身體加氣是加定了，加不加氣由不得你。

五神

除了三魂七魄，五臟所藏的寶物還有五靈之象。這五靈之象，就是下面我們要在五臟卷中重點描述的五個形象。我的老師說這五靈也是真氣形成的，是特殊的真氣。五靈，《修真圖》稱之為五神：心神形如朱雀，肝神形如青龍，肺神形如白虎，脾神形如鳳凰，而腎神形像兩頭玄鹿，五行屬北方玄武。

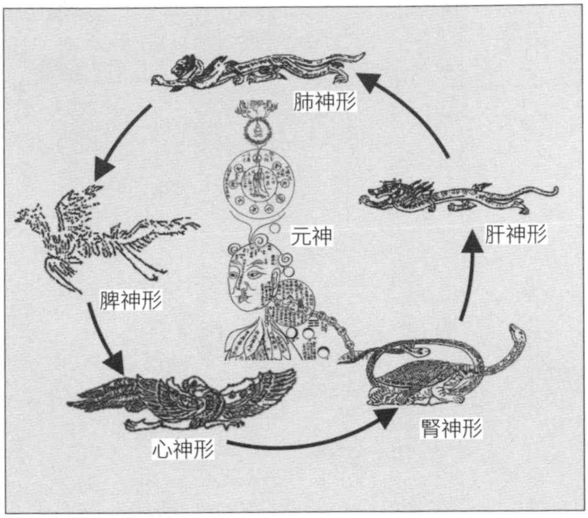

圖8-8 神奇系統圖。

讀者不要以迷信或虛妄的眼光來看待這五神，它們只是人體中的真氣按一定的規律氣化運動所形成的樣貌。好比我們看電視或電影上的動畫一樣；也好比天上的雲彩有時會出現各種形態、各種樣子。這些東西同樣是自然而然展示的內容，沒有主觀色彩。人類既然號稱萬物之靈，當然要代表萬物，以人體真氣形成的五種圖像來代表萬物，這不是挺有意思的嗎？

這樣一來，在我們所要探討的五臟這五個寶庫之中，就出現了兩類以「象」為主要特徵的東西，一類是元神及魂魄，另一類是五靈為主的五神形象。其實，這兩類都屬於元神系統，受元神支配；而它們之間有什麼相互關係，就需要更深一層地探索了。

從三魂的名字——胎光、爽靈、幽精，以及七魄的名字——尸狗、伏矢、雀陰、吞賊、非毒、除穢、臭肺，可以看出三魂和七魄具有不同的功能；而五臟之神也各有不同的功能，並不重複。

五臟之神的「神」，不是鬼神，也不是指神仙，同樣是指這些以「象」為最主要特徵的五臟之宗主，具有神奇的功能和作用，而這種功能是和大自然直接聯繫在一起發揮的。至於三魂七魄則直接受元神支配，是元神派在人體五臟的大使。五臟之神，同樣也受到元神的直接管轄。

象與象器官

三魂七魄和五臟中所藏的五神，都有各自的形象。現在我們就來探討一下「象」。我的老師把象細分為「象」和「相」兩大類，我先在這裡籠統地講一下象。

象是什麼意思？就是指形象、樣貌、形狀。不論三魂七魄或五臟神氣，有兩個最重要的共同點：其一是屬於不同的真氣，依託於真氣而存在；其二是沒有和肉體一樣的形體，只有象，有樣子，有形象。因為它們全都是空無一類的物質形態，是屬於「無」一類的物質，而不是「有」一類的物質。但對生命來說，「象」這類物質非常重要。

為什麼人體中需要這樣以氣及象為主的東西呢？又為什麼如此神祕？我認為，最重要的原因是，在以「空無」一類物質為主的人體生命結構中，需要元神、三魂七魄、五神這樣以光、氣、象為主要特徵的生命物質，對複雜的生命運行過程進行分門別類的管理與控制。這些生命物質是高度智慧化的東西，無形體的東西能夠到達有形體的東西到達不了的地方。「空無」一類物質所發揮的作用，也是「實有」一類的物質所發揮不了的。

這就好比我們的資訊社會離開了電腦、電視、手機等資訊工具，絕對不可能運轉。而電腦、手機之類，也利用圖文和聲音來傳遞資訊；這也是象。

在內證狀態下，三魂七魄和五神都是真實存在的生命物質。在人體中客觀存在的東西，不會因為我們不理解，它們就不工作了；也不會因為我們誤解它們，它們就做壞事。不理解它們，是人自己的事。「象」一類的生命物質，不是牛鬼蛇神。人害怕自己的靈魂，是人自己心中有鬼，做了見不得人的事。這和「象」一類的生命器官無關。

在現代化的戰爭中，美軍可以把每一個前線陣地的圖像傳給位於美國五角大廈的司令部，美軍的相關部門也可以利用即時圖像進行對策。這就是人類製造的象。

元神做主的神奇系統，其圖像管理水準要更高一些，直接用一個「象」一樣的物質進行對生命的管理和控制。至於把這個「象」一樣的物質取什麼名字並不重要。依我看，稱為「象器官」最合適。人體中很多地方，都需要象器官來管理經營。

元神系統（也就是神奇系統），就是用象器官來進行管理的。管理什麼？當然是五臟六腑中真氣的運行、精氣神的相互轉化、人體與宇宙大自然的直接聯繫，以及人體中無物質的系統控制。

至於「象」是如何管理人體生命的，這仍然是個謎。

五臟中所藏的寶，是要靠「象」來進行管理的。「象」，就是五臟管理員；象器官，我們必須記住它們。

和宇宙自然同步

人體中之所以存在這樣的神奇系統，是因為大自然也存在著這樣的東西。人身為宇宙的精華、萬物的靈長，自然也不會例外。下文中我們會陸續看到的傳神、傳陰陽、傳象、傳五行、傳信息物質等等，一旦離開人體中的神奇系統，我想是無法進行的。要是讓我們的肉體和西醫所說的大腦來做這些事，也做不到。

中國傳統生命科學和中醫所看待的「人」，完全是一個徹底的開放系統。其實也無所謂開不開放，因為人本來就只是大自然極小的一部分。而當代生命科學，越來越傾向於在人體之內尋找人的自我生命本質。這種科學就像是一直對著鏡子中的我，大喊著我是誰，最後只會發瘋。在此我不是有意貶低科學，只是認為，科學是無止境的，現代的一些生命科學研究範圍實在太小了，那是單純把人當一個地球生物來看待了。

不只學習國外先進的東西，需要開放的思想；繼承古代的優秀文明，更需要開放的心胸。回歸我們本身的文明，可能是一種最重要的改革與創新。

注釋

❶引文分別出自《重陽真人授丹陽二十四訣》及《五篇靈文注》。

❷劉一明（1734年~1821年），清代著名內丹家、醫學家，號「悟元子」，為龍門派第十一代傳人。

❸《太上老君內觀經》共一卷，隋唐年間成書，作者不詳。

❹道教類書，宋真宗天禧年間（1017~1021）由張君房編著。

【卷九】◈

太極器官

你看看我們每個人的身體，按照我們老祖宗的分法可以簡單分成「有」和「無」兩大類。屬於「有」一類的，有五臟六腑、手足軀幹及毛髮皮膚；屬於「無」一類的，當然也有它的獨特器官，就是我們在卷八提到由真氣構成的象器官，這是一種更為高級的控制性器官。和象器官相比，還有一種數量極大、在人體中普遍存在且更基礎的器官，在此稱它們為太極器官。

什麼是人體中的太極器官？

太極器官的形態主要是圓球體、橢圓體，太極器官的運動則以旋轉運動為主；而構成太極器官的無物質主體是真氣、光、五行及陰陽等等。它的運動位置是相對固定的，所以把這種以圓球體旋轉運動為主的無物質結構稱為太極器官。沒有太極器官，人還不如機器人。

探討得更深入一點，一個太極器官主要具有以下特點：

1.太極器官是人體中普遍存在的生命物質結構，在人體無處不在。

2.據我的觀察，大的太極器官直徑近一尺。

3.小到如基因的生命物質層次，仍然有太極器官在運動。

4.人體中的太極器官，主要是圓球體或近圓球體的結構。

5.太極器官內部有多種構成部分，至少有兩個部分以上。中國古代的研究者一般分太極器官為陰陽兩部分。

6.太極器官由多種複雜的物質構成，有真氣、光及精等等。

7.太極器官的運動複雜，有的甚至有多種運動方向及多個運動方式。比如穴位就至少有兩個運動方向：逆行和順行。

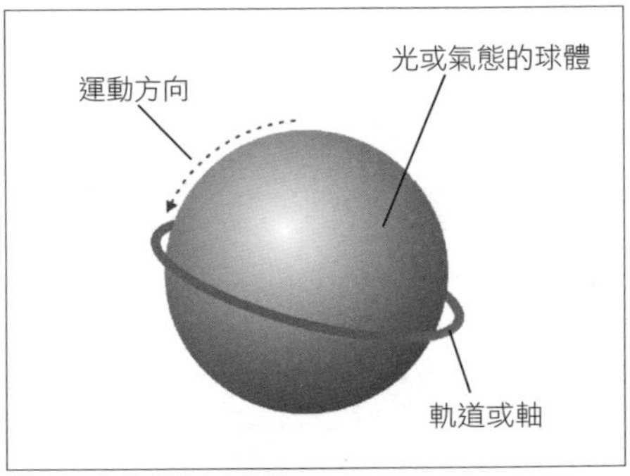

圖9-1 太極器官示意圖。

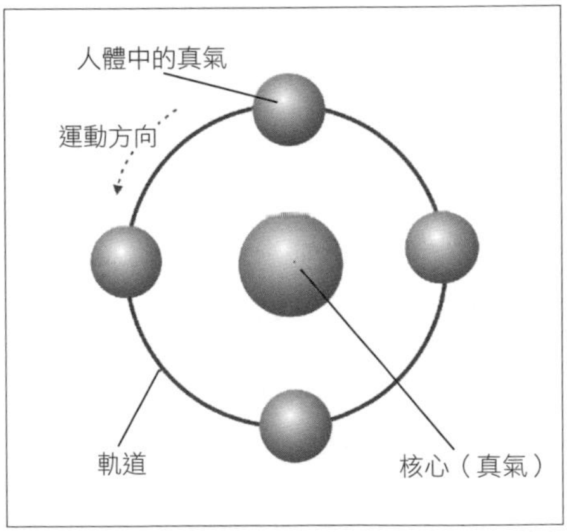

圖9-2 軌道式太極器官：太極器官有三種運動方式，上圖是光和真氣的軌道式運動。

8.太極器官的運行方式，有數鏈的鏈條式運行，有精氣的流水式運行，還有光和真氣的軌道式運行。但太極器官的運行以旋轉為主，圓和旋是太極器官最重要的兩大特點。

9.太極器官有個重要特點，也就是具有古稱的太極「魚眼」。

10.太極器官按照大易規律運行。從這點來看，太極器官有自己的一套「軟體」。

太極器官，主要是按大易的基本程式，衍生出人體所需要的基本生命物質，並對生命的衍生過程進行控制與管理。生生不已，正是太極器官的主要功能。

大量中國古代的太極圖所描繪的，正是我們在生活中用肉眼觀察不到的太極結構。正是因為這樣，太極圖就成了一種我們崇拜的神祕風景。

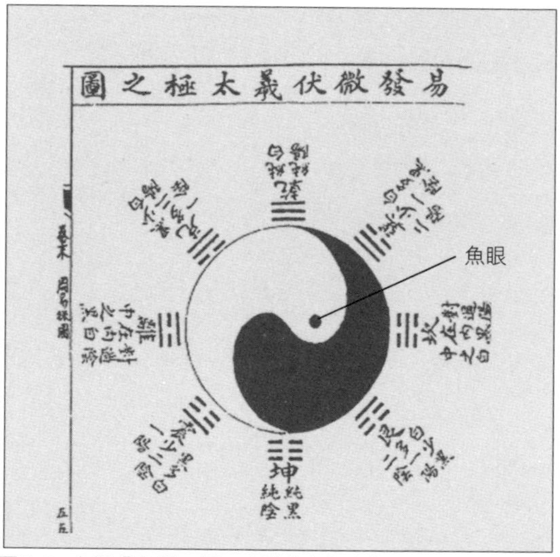

圖 9-3　太極「魚眼」圖：人體的每個穴位都有自己的魚眼。

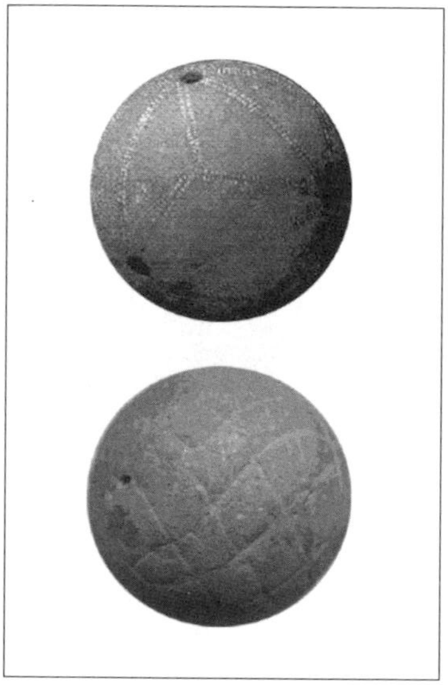
圖9-4 1958年在四川、湖北交界的「大溪遺址」發現的古代陶球，形狀大小不一，分空心及實心兩種。球面上刻畫的網絡結構正是古人對太極器官的描繪。

對於古代太極圖，我們要抱著學習心態而不是迷信。我們的老祖宗，不會輕易把真理交給每個人；而輕易得到的東西，人類也不會珍惜的。在中國古代，因為限於繪圖的技術條件，繪出的太極圖全是平面的，是兩維結構的圖。我們的老祖宗把太極器官製作成陶球，繪成圖紙，記以漢字，還把觀察研究的方法口傳心授給我們。觀察發現，這些先聖們所繪的太極器官平面圖，都是值得相信的客觀圖記，是真實記錄。

圖9-4的陶球，年代可上溯至五千至六千年前，是古人對太極器官和無物質的深刻研究。

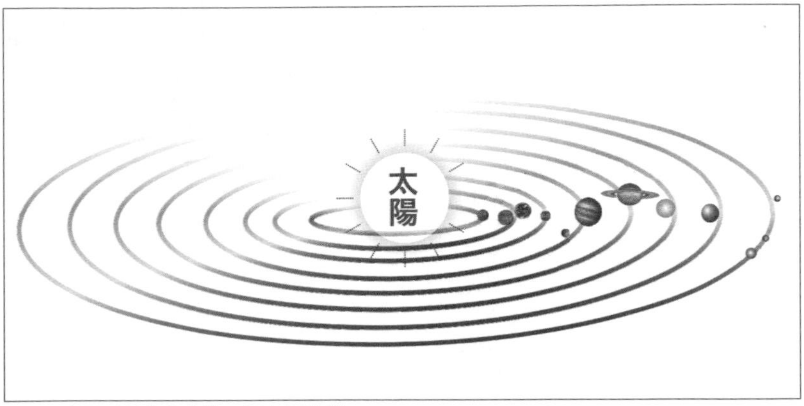

圖9-5 太陽系是宇宙中的一個太極結構。

銀河系、太陽系、二十八星宿及超大太極器官

銀河系是已知的大宇宙中的一個太極器官，只是銀河系的計量單位要大一些而已。人類和地球在不知不覺中，必須隨著它起舞。這些大的太極結構，是「有」和「無」的合一，在內證外證中都可以觀察到它們。

太陽系是人類身邊的一個超大的太極器官，大概也是人類最可愛的太極器官。萬物生長都要靠太陽。

三個丹田：人體中的主太極

不同的太極器官在人體中的功用各自不同，我們大致可以把人體中的太極器官分為以下六類：一是人體中的主太極器官；二是重要的竅位，這樣的地方必定有太極器官，甚至是一組或多個；三是穴位，數量極多，甚至可以說數不勝數；四是臨時性的太極器官，主要是五運六氣製造的；五是中藥太極器官，是中醫利用中藥在人體中製造的太極器官，也是臨時性的；六是「黑洞太極」，主要指人體中的黑洞。

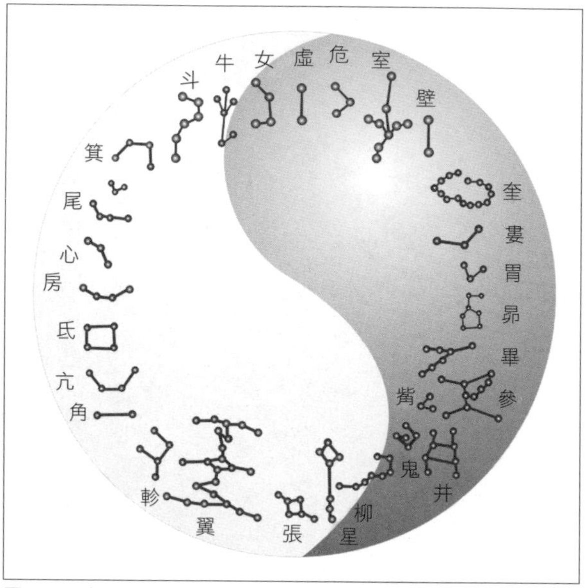

圖9-6 二十八星宿也是宇宙中的一個太極結構。

人體的三個丹田是處於控制地位的太極器官，十分重要，存在於人體的重要部位。它們控制的是人體最重要的系統，是維續生命的核心器官，比如大腦中的太極器官、心臟的太極器官、肚臍下面的太極器官等，古代的修道者把這三個最重要的太極器官稱為三個丹田。它們的主要功能是接收信息、處理信息、產生信息，開展衍生。

大腦九宮是大腦裡面的太極器官，一些古代文獻認為，在這個太極器官中，除了總領眾神的元神之外，其他九宮，一方面從黃道上受天元之氣，一方面又專司某一臟器的功能，例如無英（大腦九宮中的一宮）主肝，白元（大腦九宮中的一宮）主肺，桃康（大腦九宮中的一宮）主腎等。

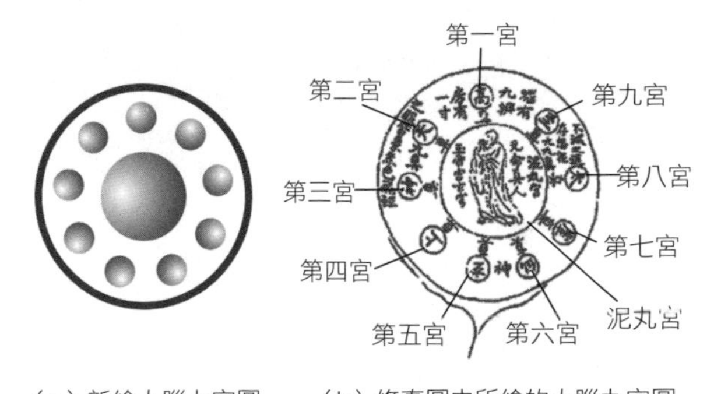

（a）新繪大腦九宮圖　（b）修真圖中所繪的大腦九宮圖

圖9-7 大腦中的太極器官。古籍記載：泥丸宮有九穴。

人體的三丹田

	所在位置	重要功能
上丹田	位於腦部的泥丸宮	藏神之府
中丹田	中宮黃庭	藏氣之府
下丹田	在臍下一寸二分處	藏精之府

穴位與暗竅太極器官

一個穴位，就是一個太極器官，暗竅也是。人體中的穴位、暗竅共有上千個，更小級別的穴位，在人體中就難以統計了。每個穴位和暗竅結構不全一樣，有獨異之處，所以同為太極器官，功能則不一樣。一個穴位和竅位，實質上就是一個微形資訊處理器或是一個特殊的晶片。這類太極器官遍布人體全身的每一個空間，扮演局部及系統內的微控制作用。

對人體來講，失去太極器官的功能，就會生病。

經絡上的穴位，每當旺相時，就會多方向旋轉運動、鼓脹及衍生。在穴位內的數鏈因此會發生結構上的變化。

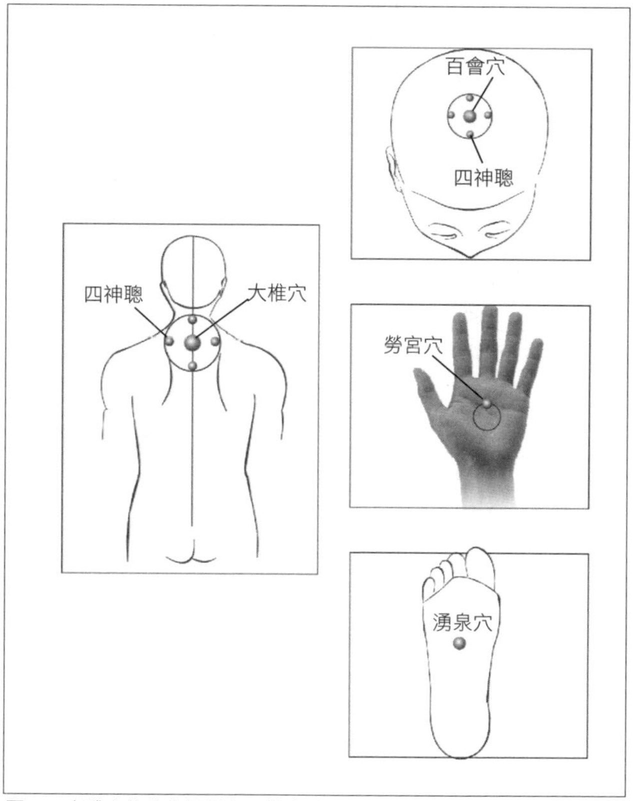

圖9-8 人體穴位的太極器官。其中的四神聰是經外奇穴，位於穴位前後左右約一寸處。

針灸是用針扎在人體中的太極結構及太極器官，而不是扎在人體中的肉或皮膚上。針灸所依據的太極器官其實是十分具體與準確的，穴位是經絡上一個圓球體的空間，是最基本的太極器官，穴位中含有數鏈、本經的精氣等信息類物質，而且這些物質會在穴位中不斷運動。高明的針灸師，實質上是用針灸來調節這樣一個小的太極器官。

暗竅通常分布在人體中的重要位置，比一般穴位還要複雜得多，處理相對來說更重要的信息，對人類部分系統的局部功能有調節作用，是主要控制系統的關鍵部位。例如中醫所說的九竅，其中都有暗竅這樣的太極器官在發揮作用。以舌頭來說，就有四個暗竅，分別給心臟和腎臟處理及傳遞重要信息。

五臟六腑的太極器官

這類太極器官，在十二正經旺相時比較容易觀察得到。每一經和每一個臟腑都有數量相當多的太極器官，幫助經絡及臟腑運動。這些太極器官功能不一，形態與大小也有差異。以大腸經來說，不算穴位，至少有大大小小、十個以上的太極器官，其中有六

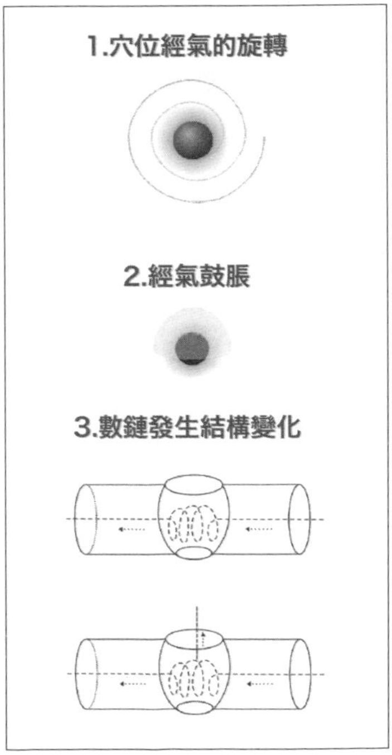

圖9-9 穴位是經絡上一個圓球體的空間，其中含有數鏈及經氣。當穴位旺相時，經氣就會多方向旋轉運動、鼓脹，使得穴位內的數鏈因此發生結構變化。

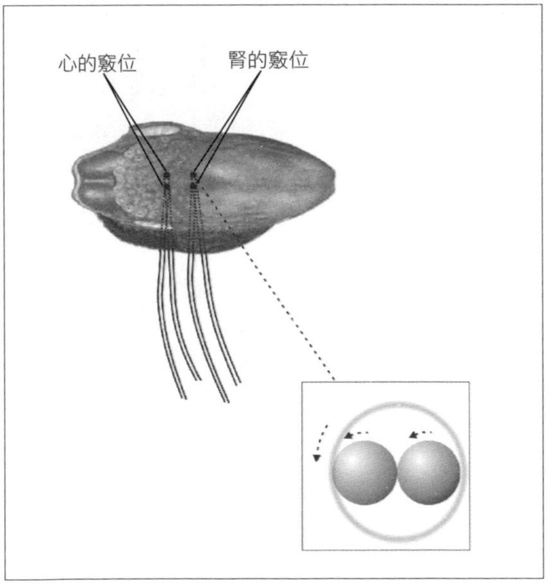

圖9-10 舌頭上有四個暗竅，分別傳送信息到心臟及腎臟。

個以上的太極器官直接分布在大腸上，幫助大腸進行運動。如果沒有這些和大腸直徑一樣大的太極器官不停運動，實在無法想像我們身體內的大腸要如何正常運動。一旦剔除了這些太極器官，人體和生命也剔除了一半。

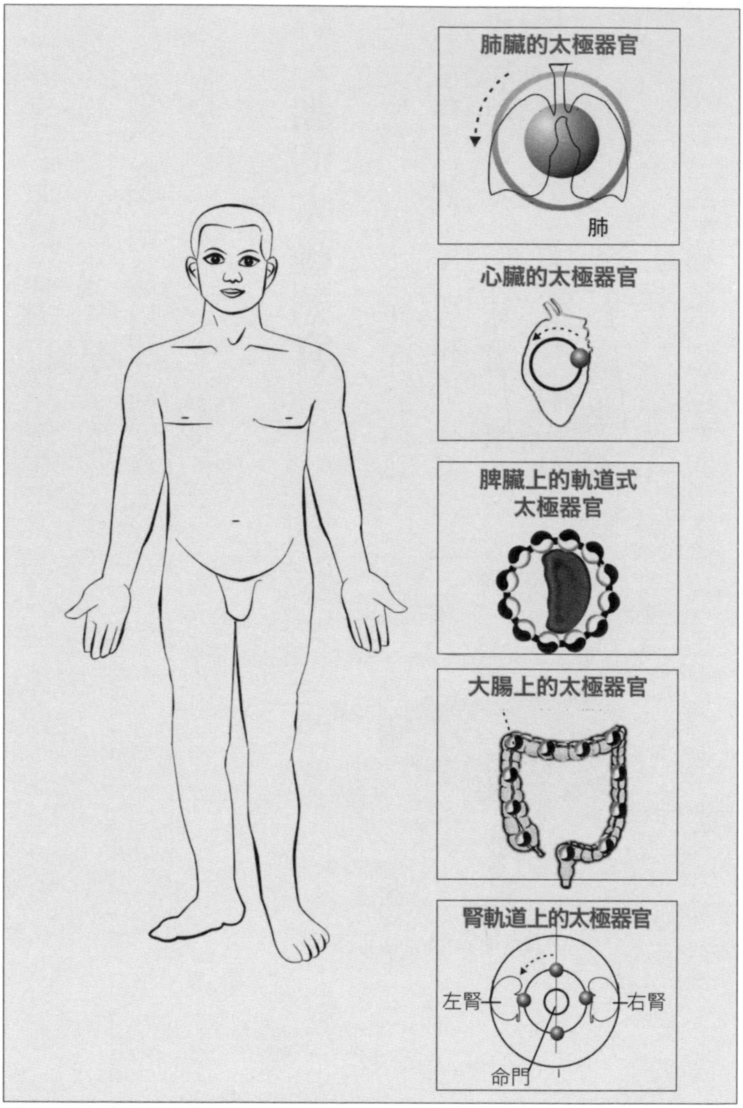

圖9-11 人體的每個臟腑都有數量相當多的太極器官，幫助經絡及臟腑運動。這些太極器官功能不一，形態與大小也不同。

黑洞式太極器官

本來黑洞就是黑洞，不因為我們觀察到的黑洞在人體中，就不是黑洞。人體中的黑洞仍然具有圓形、旋轉及生生不息衍生這三個最主要的特點，因此也可以歸入特殊的太極器官這一類。不同的是，人體中的黑洞有吸入及噴出兩種運動，這種現象有些穴位也有；但人體中的黑洞大都出現在臟腑，力量比穴位要強大得多，而且多和星宿有關。

服用中藥後，我也曾經觀察過單味中藥能夠幫助人體產生黑洞。這種黑洞，暫且就叫中藥黑洞吧。不要小看中藥，一味很少的中藥就能夠在人體中產生強大的黑洞。中醫和中藥，本身可能就是一個玄妙的黑洞吧！

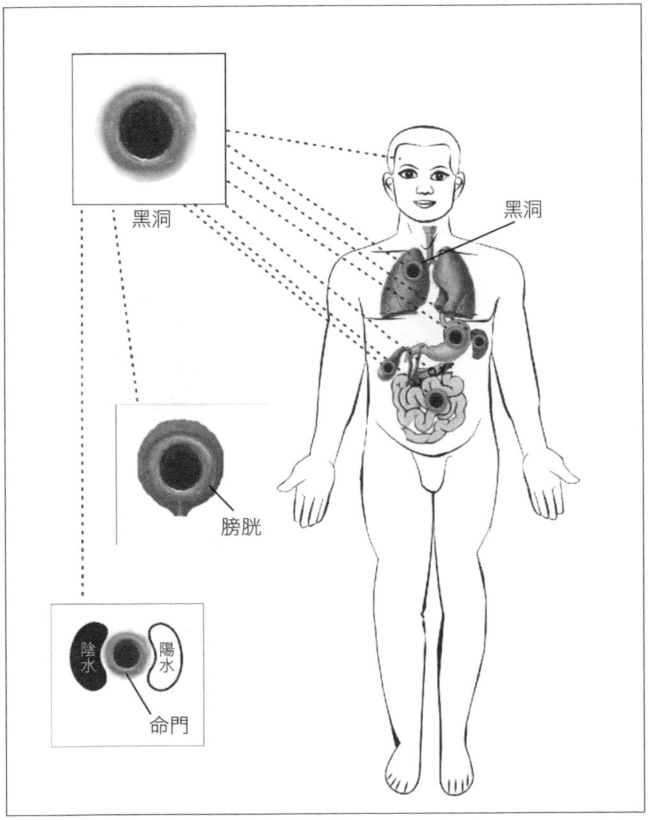

圖9-12 人體的五臟六腑都有黑洞。

此外，讀者可能不知道，大家耳熟能詳的太極拳是根據太極器官原理所創編的拳術，可用來鍛鍊人體中的太極器官。每打一遍太極拳，就等於把人體中的太極器官從頭到尾運動了一遍，這正是太極拳具有保健及延年益壽功效的原因。

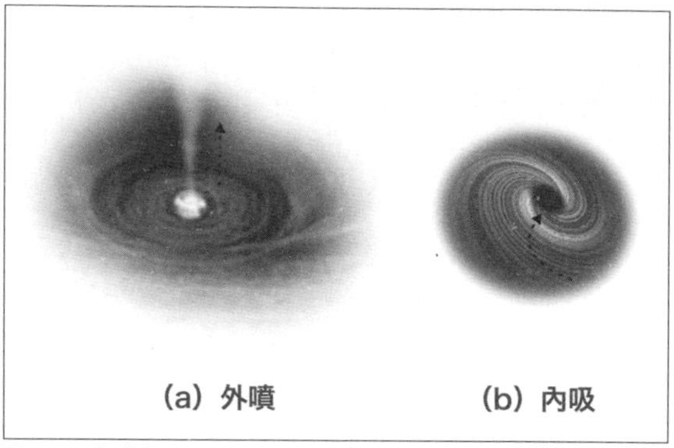

圖9-13 人體中的黑洞有吸入及噴出兩種運動。

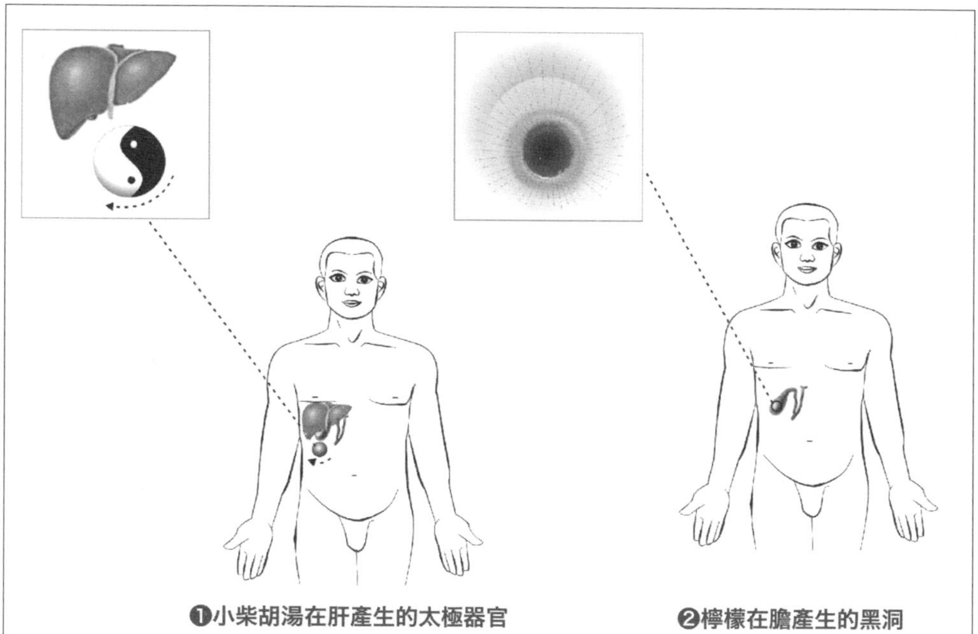

圖9-14 食品與中藥都能在人體內製造臨時性的太極器官，或產生黑洞。

【卷十】心臟——七十二候保駕的君王

美好的夏天，是心臟大旺相並在人體內值班的時節。最熱的時候，大自然為人類帶來的，不光只有鮮花及五色瓜果，還有我們壯懷激烈的心。夏夜我們欣賞浩瀚無邊的宇宙和銀河系時，在滿天微笑眨眼的星斗中，值班的是二十八星宿當中的南方七宿。南方七宿和人類、地球上所有生靈的心臟同步旺相，互傳著生命的信息。南方七宿忙碌地為心臟旺相運動，從極遠的宇宙空間射來光及真氣。

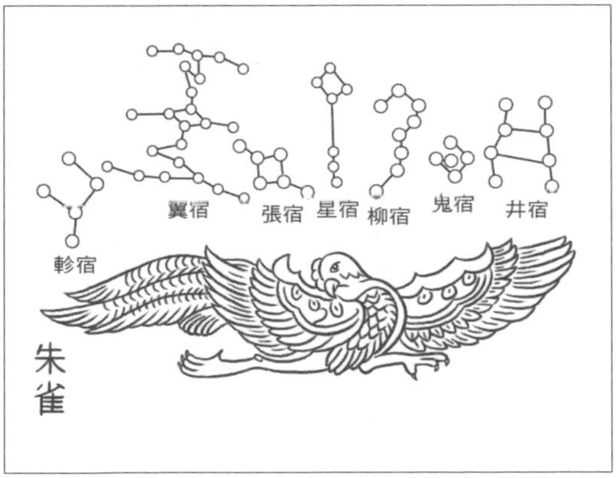

圖10-1 朱雀是四靈之一，是南方七宿的總稱。夏天是南方七宿在天上當值的季節。

南方七宿下傳真氣

井宿下傳的真氣，如井如田。鬼宿下傳的真氣，並排著，像人體骨骼中左右並排的肋骨，所以名之為鬼。柳宿下傳的真氣，如在夏風下飄動的幾條柳枝。張宿的光一碰觸到人體的左胸一帶，馬上會向上生長，升到極高處。星宿是唯一以「星字」命名的星宿，它的光下射時，會先在人體的小宇宙附近射下一光，這光再形成一圓形真氣，如一顆閃耀且光芒四射的星星，從這顆人體小宇宙附近的星再給人體的大腦傳輸真氣。軫宿的真氣形狀像古代的車子結構，真氣下傳給人體，鎮守在人體中宮。

所以，夏天不僅僅是太陽熾熱，還要記住南方七宿給我們的大愛。

心臟和天宇中的星宿，還有更多密切友好的關係。心臟和太陽、七政中的火星、二十八星宿的其他陽宿，都有親密無間的外交關係，親如手足。

人類和生靈的善心，宇宙中的星宿也會鼎力支持！所以《易經》說：「積善之家，必有餘慶，積不善之家，必有餘殃。」殃就是災難的意思。

根據筆者在內證下的觀察，火星真氣雖然不是直接傳給人體的心臟，而是先傳給膽經及肝經，透過肝經的章門穴進入肝臟，但最後還是透過氣道傳入心臟。為什麼不直接傳

與人體心臟有關的各星宿
1.太陽
2.七政的火星
3.南方七宿
4.北方七宿的虛宿
5.西方七宿的昴宿
6.東方七宿的心宿

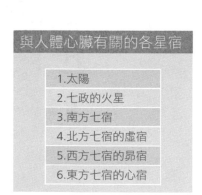

我的觀察筆記

火星傳「火」物質

觀察時間：二〇〇八年五月二十五日

1 火星傳下的眞氣是無數的球形物質，比我們夏初吃的紅櫻桃還要大一些，極爲光彩絢麗，顏色比橙紅色更紅，還發著紅光。

2 彙集到人體的右肝及肝下部的升結腸一帶，再從膽經的日月穴、肝經的章門穴一帶進入人體，最後輸入心臟。

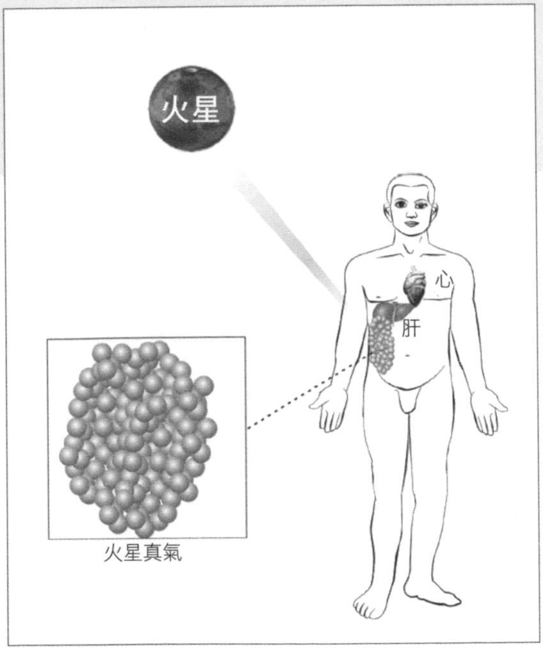

圖1 火星下傳真氣給人體。

給心臟，其中到底隱藏著什麼樣的奧祕？

圖10-2是引自唐代女道醫胡愔的《黃庭內景五臟六腑補瀉圖》一書❶。胡愔生活在晚唐，隱居於太白山，她的這本著作，是中國古代中醫解剖學的代表作，寫成於西元八四八年。

這張圖上面有五個最重要的組成元素：

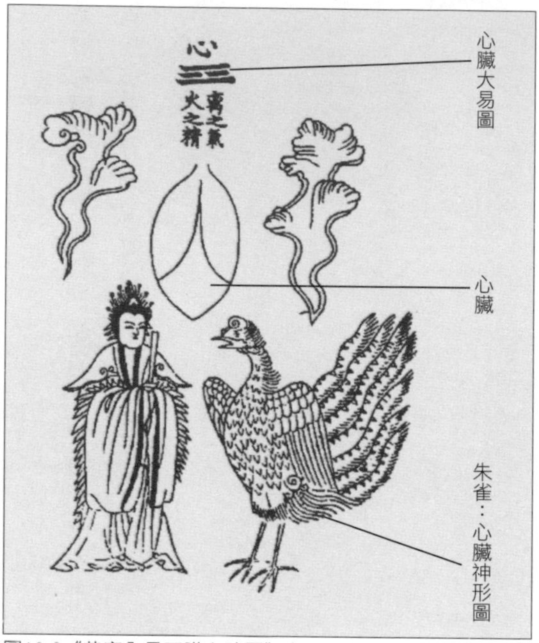

圖10-2《黃庭內景五臟六腑圖》之一：心臟。

1. 首先是人，天地之靈，圖左邊畫的那個仙女，就代表了人類。
2. 心臟這個寶庫所藏的最重要東西，也就是心中的神，心神是心臟中一種特殊的真氣；心神這種真氣，外形像一隻朱雀。這個形狀像朱雀的真氣，在心臟中控制著心臟的運動及人的生命。大家都知道，心臟不跳動，是人死亡的一個重要特徵。古代人認為，控制人體心臟運動的，就是這個形狀像朱雀的真氣結構。
3. 唐代人所畫的心臟樣子：肉體圓圓的，中間還寫了一個人字。意思是這是人的心，不是禽獸的心。

4.心臟圖形的兩邊，繪著真氣。心臟在五氣之中與南方火氣相接，南方火氣的顏色為紅色。

5.最上面繪的是離火的卦圖。卦上寫了一個「心」字，下面寫著「離之氣，火之精。」這是在講人體中存在著「大易」這種物質的具體結構。心臟中的這種大易物質，為圖中所示的離火結構，而且胡愔還指出，離是心臟所收藏的火氣之精華。她這是在講，大易是生命及自然中的一種東西！

我們的老祖先講，宇宙自然的衍生運動有特殊的數學規律。內證觀察下的規律，是萬物和生命最重要的衍生規律。圖10-3的四個小圖，描述的就是最重要的數學公式，不過這是在內證下觀察到的數學公式，所以它的運算規律和我們生活中的規律並不一樣。但它同樣是在描述宇宙自然和生命的衍生規律。

《河圖》和《洛書》都和水有關，河在中國古代指黃河，洛則指洛河（河南境內的一條河）；說明這兩個數學公式的發現，和水直接有關，且生於水這種物質。

大家仔細看看《河圖》和《洛書》，全是由圓形的陰陽球構成。這兩個圖，還是在描述陰陽物質的生成，接下來又按宇宙間的規律衍生出五行物質。五行這五個系統物質按一定的規律運動，形成一個更大的生命系統。這個規律，就是《河圖》和《洛書》的規律。有的學者認為《河圖》表達的是生命先天的運動規律，而《洛書》表達的是後天的運動規律。

《九宮》是什麼意思？九個空間，宮指的至少是一個「空」物質所在的空間。實質上，九宮是指「無」這一類物質所具有的網絡性、結構性物質運動的數學規律。人類有網路，宇宙自然有九宮和天網，這究竟是人學習了自然，還是自然在向人學習？

《九宮》這個特殊的數學公式，描述的是宇宙空間本有的以網路和氣道為主的結構和真氣運動。

我們人體中，也有很多個九宮結構需要探索。《黃帝內經》提到，人的生命，在一年之中，是按九宮的時間和空間進行一個程式性運動的。這個結論，不相信是不行的。

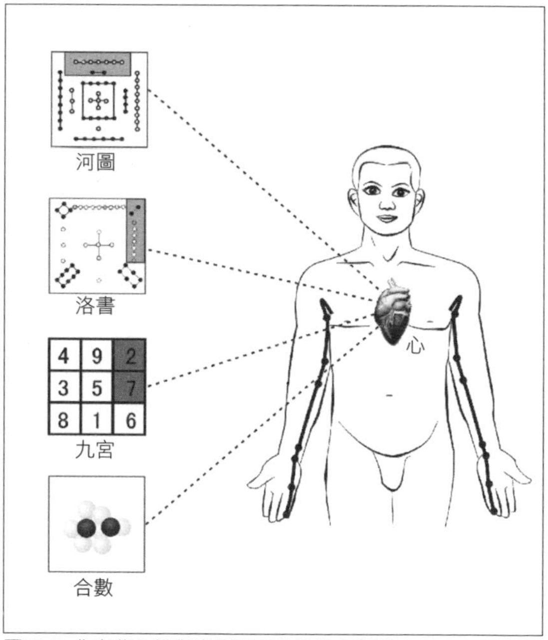

圖10-3 作者依內證觀察所得而描繪的心數圖。

河圖、洛書和九宮這三個最重要的數學公式，產生於三墳時代❷，從伏羲氏那個時代直接傳下來，一直傳到我們今天就讀不懂了。

我們的心臟，其實就是按這三個數學公式運行，收藏著按這三個公式運行所產生的、與心有關的真氣及物質。

第四個小方框的內容稱為「合數圖」。這個小圖，是根據內證觀察及推衍，觀察到陰陽物質在人體小宇宙附近，按河圖、洛書的規律建構成一個新的陰陽結構，傳到人的心臟中受用。

河圖、洛書和九宮，是地球上所有生命運行的數學公式。

圖10-4描繪的是心臟運動的「五行結構物質」及大易。星宿會為人體傳輸這種五行結構物質，在五行卷中有進一步闡述。圖左下則是心臟中所衍生的大易結構，唐代的仙人已經為我們描繪過了。圖10-5是「修真圖」中所描繪的心神圖形。大易結構，人人有之。

圖10-6是筆者曾經不只一次觀察心臟所得到的一個紅色的真形結構，也可以看成是心臟內在

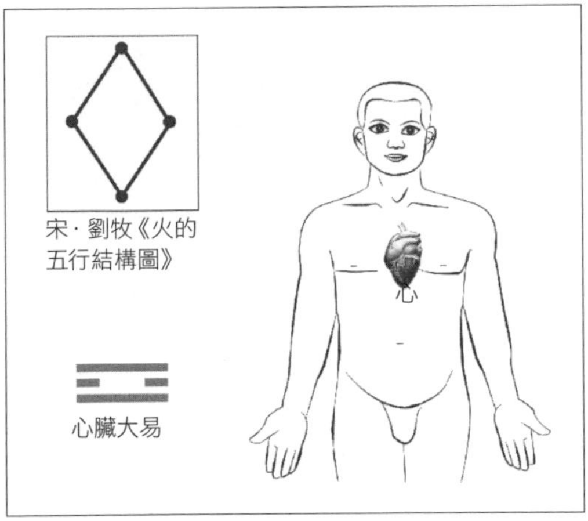

圖10-4 心臟的五行結構與大易圖形。

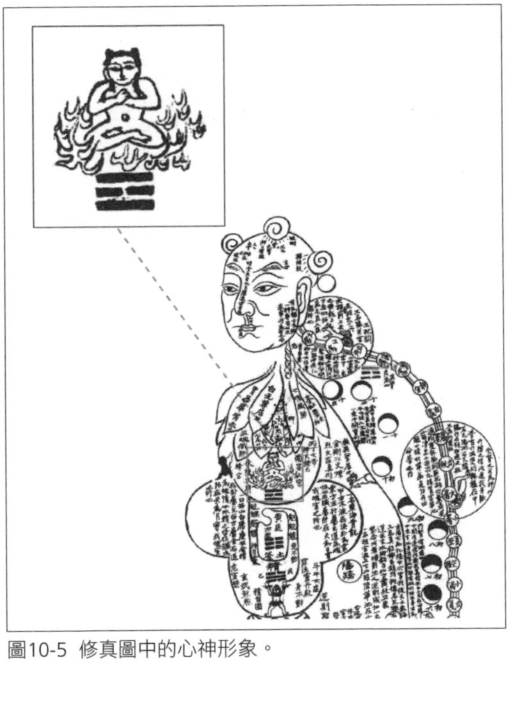
圖10-5 修真圖中的心神形象。

的一個網絡。此一真形結構共有六脈，但白血病患者的其中一脈（從右數來第二條）的中間斷裂了。

真形結構，只能在內證狀態下觀察得到。我們心臟的真形，看起來是不是很像中國人春節、喜慶時高高懸掛的大紅燈籠？

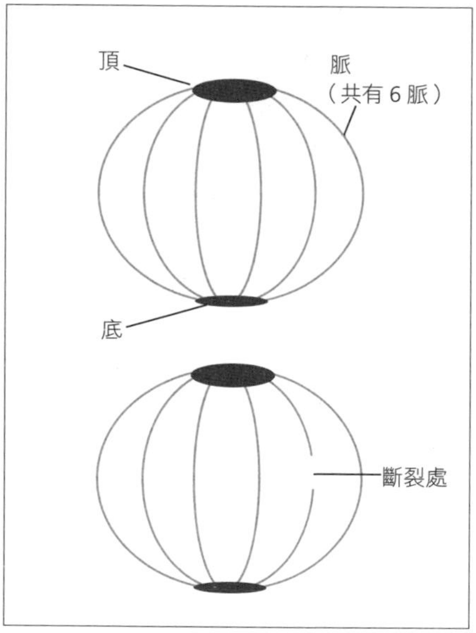

圖10-6 內證狀態下觀察到的心臟真形。下圖是白血病患者的心臟真形圖，可見到斷裂處。

圖10-7則是筆者曾經觀察到的心臟產藥的特殊情況。心臟所產的藥是橘紅色或暗紅色，大小如小米。

在《難經》❸和「修真圖」等古代經典裡，還提到人的心臟有二毛。《難經》：「心重十二兩，中有七孔二毛，盛精汁三合，主藏神。」二毛是什麼意思？字面意思就是指心臟長有兩根毛。但不知現代解剖學在解剖心臟時，是否曾經看見類似的結構？我沒有看過相關資訊。在內證狀態下，心臟中有一個結構，射出兩束真氣，就像草葉一樣。葉子中間暗一點的線點，外形就像毛髮（見圖10-8）。大約心有二毛，指的就是心臟的真氣像毛髮一樣搖曳吧。二毛，就是心臟旺相時所射出的兩束真氣。

「心主血脈，主神明，開竅於舌」，心開竅於耳，更開竅於舌。唐代藥王孫思邈的書中，也有這樣的記載。《靈樞・脈度》也說：「心氣通於舌，心和則舌能知五味。」不僅心開

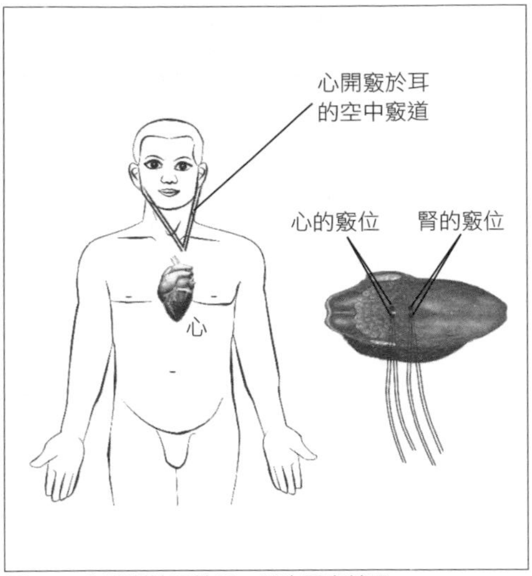

圖10-9 心開竅於耳於舌，腎也開竅於舌。

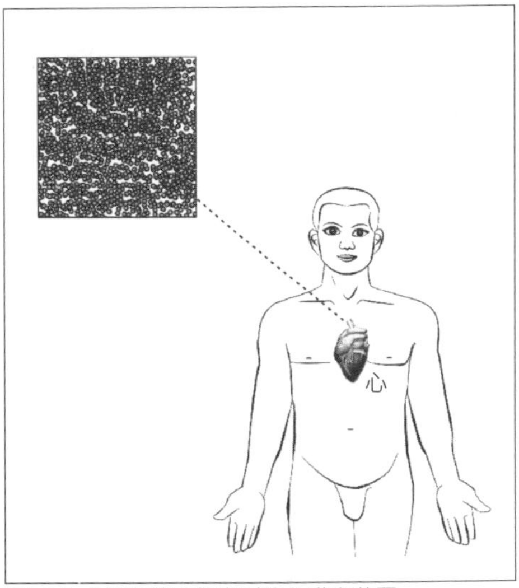

圖10-7 內證狀態下觀察到的心臟產藥圖。

竅於舌，腎也開竅於舌（見圖10-9）。

此外，中國古代還有「心有七竅」的說法，確實如此，例如《史記·殷本紀》就記載著：「（比十）酒彊（乃強）諫紂，紂怒曰：『吾聞聖人心有七竅。』」這七竅，是指七個暗竅，分布大約如圖10-10所示。「修真圖」認為每個人心臟的暗竅數量不一，有興趣的讀者可以查看「修真

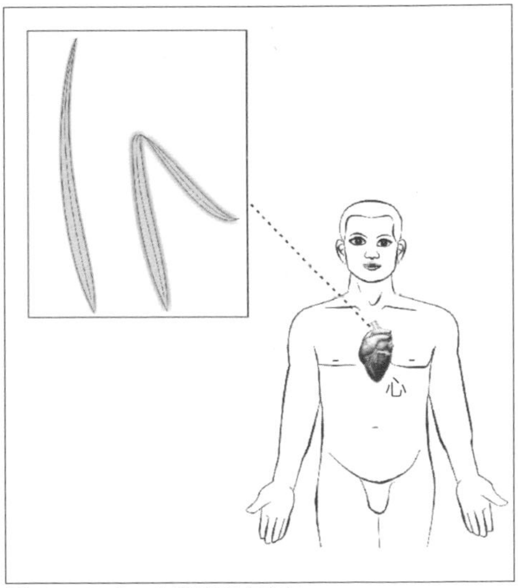

圖10-8 二毛：心臟的兩束真氣。

圖」的文字說明。

我們人類的心臟構造十分複雜，心臟及其周邊共有七十二候穴（見圖10-11）。這七十二候穴變幻多端，筆者至少觀察到有三種形態及結構，這裡看到的是七十二個穴井，好比是七十二個小小的導彈發射井，捍衛著人體生命的安全。人的心（靈）是最需要保衛的。

心臟和腎臟之間還有一條暗道機關，稱為「心腎通道」（圖10-12）。當然這也是筆者內證觀察的結果。心腎通道，要用來輸送交流什麼呢？答案是：心臟輸給腎的是心火和神氣；而腎臟輸給心的是腎水及腎精。但心腎相交，不只是在於兩者的相互輸出，而在於心腎交合會產生新的東西提供給整個人體。

星宿、大昜、二毛（兩束真氣）、七竅、

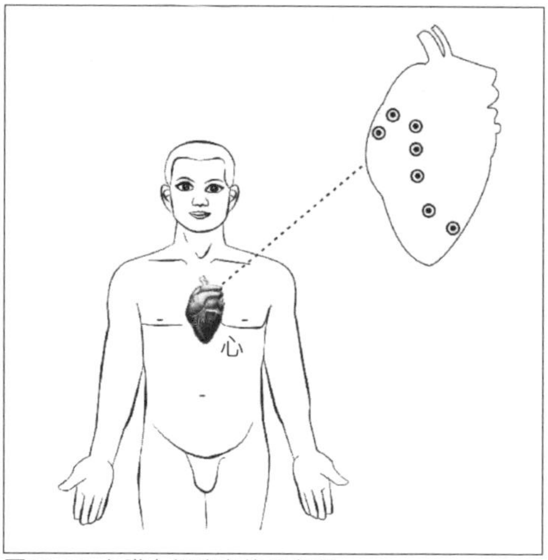

圖10-10 心臟七個暗竅的分布圖。

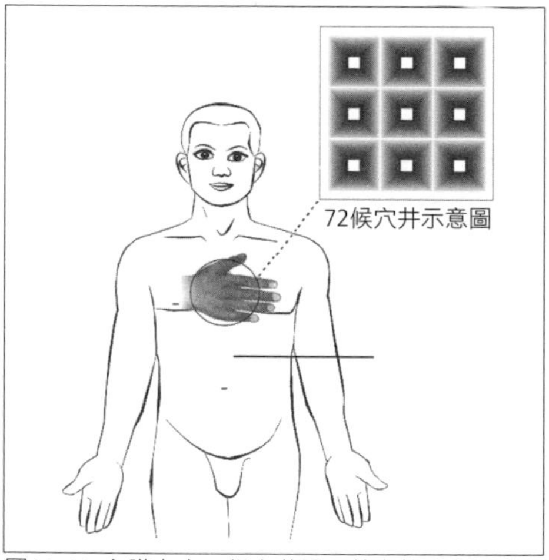

圖10-11 心臟七十二候穴井圖，其自然分布區域約占一個手掌寬。

六脈真形、產藥及七十二候穴，看起來我們的心，這個決定我們生死，對我們如此重要的東西，已經不是我們先前理解的那個樣子了。

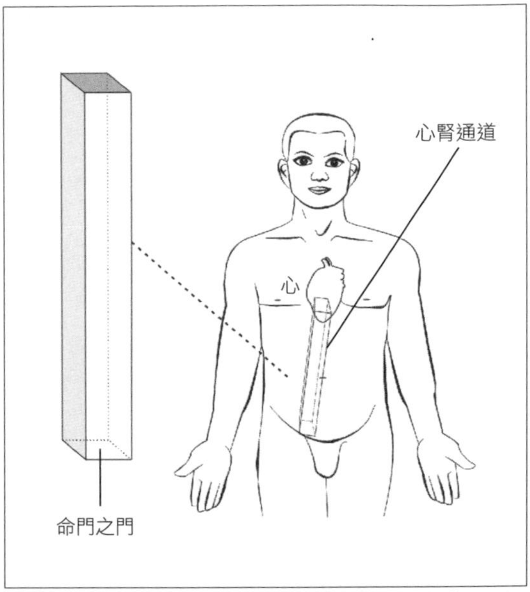

圖10-12 心臟和腎臟之間有一條暗道機關，稱為「心腎通道」，讓兩個重要的器官互通有無。

注釋

❶胡愔號見素子，隱居於太白山，精於養生之學，主張內煉真氣、外輔醫藥。她博採眾長，考訂諸經，撰成《黃庭內景五臟六腑補瀉圖》一卷，分肺、心、肝、脾、腎、膽，詳述養生長命之術。

❷三墳時代即先夏時代，伏羲、神農、黃帝當時的書謂之《三墳》，墳是「大」的意思。

❸《難經》原名《黃帝八十一難經》，傳說為戰國時扁鵲所著。本書以問答形式編撰而成，共討論了有關把脈、經絡學說及解剖等八十一個問題。

【卷十一】◆

肝臟——仗劍馭龍兩忠義

東方七宿（見圖11-1）在春天旺相。肝臟和東方七宿一起旺相，這是肝臟的大旺相。在這個過程中，東方七宿對於肝臟的運動，扮演著決定性的作用。東方七宿的真氣，和肝臟的真氣氣交。

唐朝女道醫胡愔的畫筆下，描繪出肝臟裡面所收藏的寶貝（見圖11-2）。肝臟真氣的形態為青龍。這團青龍一樣的真氣，對肝臟的運動具有特殊的控制作用。為什麼叫青龍呢？肝臟的真氣是綠色的，這種綠色會隨著時間及環境發生變化，有時深綠到近乎青色；而有時觀察東方七宿的真

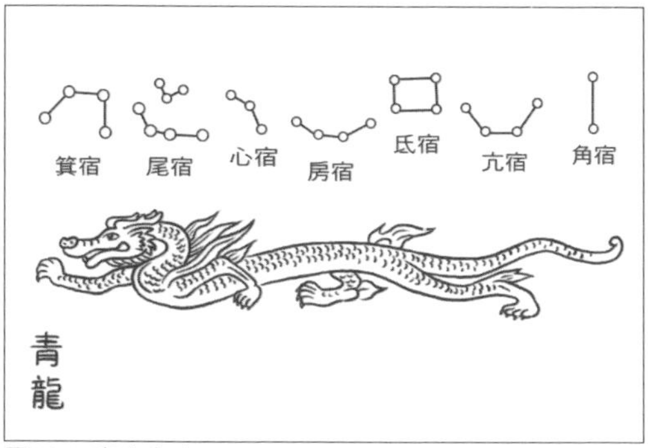

圖11-1 東方七宿。

氣，形狀就像一條青龍。這就是肝臟的神氣。

肝臟的大易結構為震卦，胡愔說：「夫肝者，震之氣，木之精。」震卦這樣的大易結構，就是肝臟木氣的精華。

再來看看肝臟與星宿的關係，與肝臟有關的星宿包括七政中的木星、月、虛宿及東方七宿（見表11-1）等。我們可以這樣說，五臟中的每一個臟器，都有宇宙中的幾個重要星宿在陰陽、真氣等各方面，支持著同一性質所對應到的臟器。甚至可以說，這是一體化的一種關係。沒有這些星宿，不會有我們的各個臟器，包括肝臟在內。

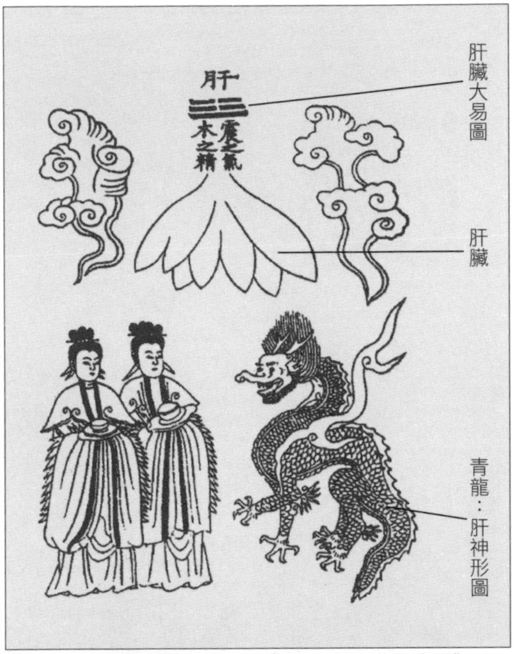
肝
震之氣
木之精
肝臟大易圖
肝臟
青龍：肝神形圖
圖11-2 唐朝女道醫胡愔的《黃庭內景五臟六腑圖》，西元848年。

表11-1　與肝臟有關的星宿

所屬星群	星名
七政	月亮、木星
東方七宿	角宿、亢宿、氐宿、房宿、心宿、尾宿、箕宿
南方七宿	柳宿
西方七宿	昴宿
北方七宿	虛宿

一個弱小的身軀，一個生存短促的生命，一個微不足道的器官，一個和星宿之大之遠之強根本無法相提並論的人，竟然有星宿為我們提供各種物質與信息。你還覺得你自己渺小嗎？

浩瀚的宇宙，轟轟烈烈地為我們人類運作著。然而，我們不禁要反問一句：為什麼？

肝臟在宇宙的空間方位上，收受的是東方木氣。春節大年初一，這東方綠色木氣早早就傳到了人體，經過胃經的太乙穴傳到肝臟；

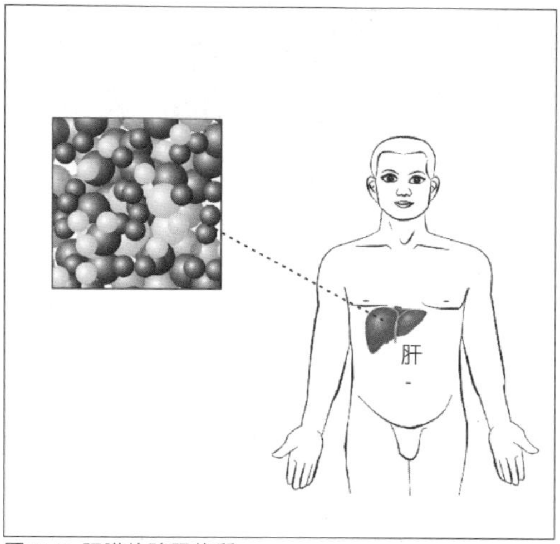

圖11-3 肝臟的陰陽物質。

在七政中，肝臟接收的是木星之氣，肝臟也接納了月亮的真氣。宇宙中的星宿，簡直是為人類提供牛奶的奶媽，真是令人想不到也想不通。當然，想不通的還在後頭呢。

人體的肝臟分左右兩葉，肝臟體積較大，因此肝臟中的陰陽物質，有些也比較大，其中最大的陰陽物質（陰陽球）直徑可達一．二公分。

內數與外數

宋朝大數學家秦九韶❶說，中國古代的數學分為「內算」與「外算」兩大類，「內算」即古人所說的「內數」，實質上就是在內證中觀察、產生及運用的數學。請讀者注意，中國古代的內證，是有自己的數學工具和數學體系的，並不是隨便說說的。內數主要用在天文律曆、中醫學等方面。中醫不僅僅有自己的解剖學，還有自己的數學。

另一類是外算，也就是「外數」，這外數，相當於我們現代的數學。主要用於測量、計算等，如稅收、建築，都需要用到外數。

圖11-4的《肝數圖》當然歸於內數。肝臟中藏著肝臟自己特有的數學公式、數學規律。

《黃帝內經》和《易經》講：「天三生木，地八成之。」指出「衍生」出人體中肝臟所需要的物質，其組合和規律產生自「天三」這類物質；而「三」這類物質屬於陽，來自於地球外宇宙。要長成肝臟所需要的木一類的物質，所需要的「地八」這八個陰

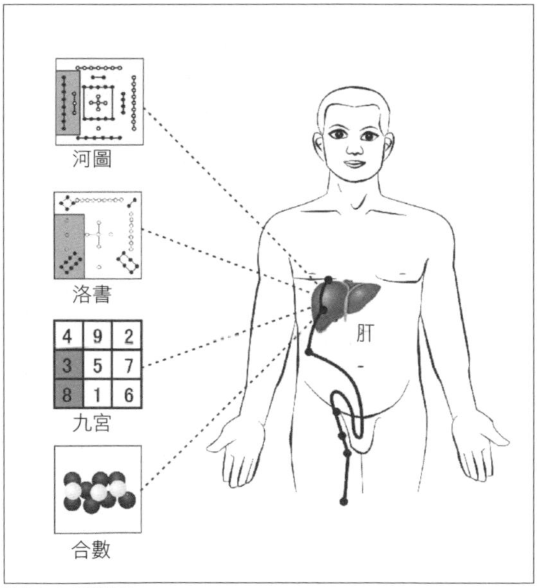

圖11-4 肝數圖。

物質，則來自於地球的小宇宙內。參見圖11-4的小圖「合數」。

我想，我把「天」解譯成「地球外宇宙」並沒有錯。但現代人想不通，肝臟衍生東西，還需要地球外宇宙的物質？

肝生於左

《黃帝內經》提到：「肝生於左」，這又是什麼意思？這句話，絕對不是講肝臟位於人體左邊。這句話正確的解讀，應該是說「肝氣生於左」，是描述一個內證觀察到的客觀生命現象：肝臟生長運動所需要的很多真氣和物質，來自於人體左側的脾臟等器官。

筆者多次觀察到，脾臟是周邊多個器官的重要真氣來源。人體內給肝臟輸送真氣的，其一是腎臟系統輸「水」給肝臟；其二就是脾臟透過氣道輸「土」氣等物質到肝臟。肝臟在受氣飽滿後，也會反過來給脾臟輸送真氣。從大旺相來講，脾臟

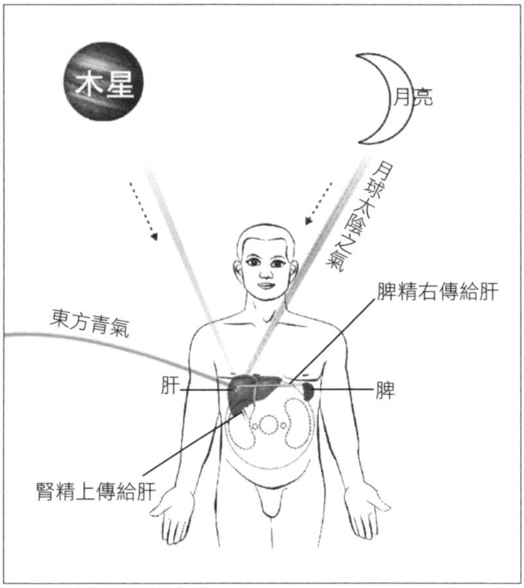

圖11-5 肝臟接收的各方真氣。

旺於四季，所以給肝臟輸真氣最多的，還是脾臟。從真氣輸送等層面上來講，「肝生於左」是指肝生長的真氣源自於左邊，這是客觀存在的現象。這好比是講一棵樹、一株植物，根只能扎在土中一樣。

宋代劉牧從《河圖》的數學原理，講出了此一現象的陰陽依據。因為「土」所屬的數學規律為「天五生土，地十成之」，圖11-6中間的「天五」，代表衍生土的物質。長成土的那個「地十」在圖中隱而不現，但仍然存在。肝臟所需要的純陽物質結構，全在左邊的脾臟；而且脾臟的衍生數與長成數，合為十五，能夠再進行新一輪的衍生。按照內數的規律，合十歸一，滿十進一。一是腎「水」衍生數，生水，利於肝臟。合十生真水，真水氣滿，利於肝臟。在衍生中，肝臟總是向中央土不斷索取，而土多是處於供給狀態中，所以古人才會說「肝生於左」。其中精細的陰陽物質變化，尚且不知。

圖11-7左小圖是宋代劉牧描繪的肝臟中的「五行結構物質」，漢字名字叫作「木」。未來不知道人們會給它取個什麼名字。

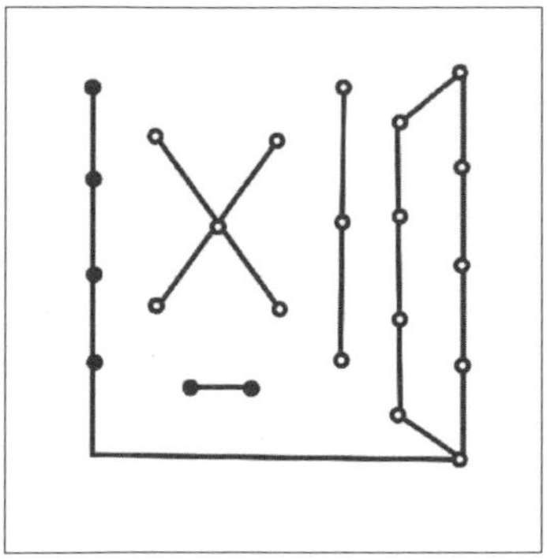

圖11-6 天三左生地八圖。圖上三個白圈，代表天三生木的三；而中間成叉狀的五個白圈，則代表天五生土的天五。所謂地八成之，則可理解成脾胃給人提供的東西。

肝臟的大易結構，叫震卦。《易經》說，震為雷。靜到一定程度，會聽到肝臟發出「轟轟」的雷聲。

在人體之中，肝臟的功能比較強，管理的事比較多。不但有真形青龍替肝臟工作，肝臟中還藏著三魂。三魂是三種如人形的真氣，替肝臟進行對人體的管理工作。大致上，三魂主要管理人體內的事務，打點人的情志、精神，處理的是肝臟的抽象事務。而肝神青龍，主要管理肝臟的真氣運行，管理人體與宇宙星宿互動、交流等關係，負責的是「外交」。它們各有所司。

事實上，肝臟本身就是一個太極器官，圖11-8的兩個小圖，描繪的是肝臟真氣運動的兩種情況。而真實情況，要更複雜多樣化。

肝開竅於目，肝臟和眼有竅道相通，如圖11-9所示。《素問・金匱真言論》：「開竅於目，

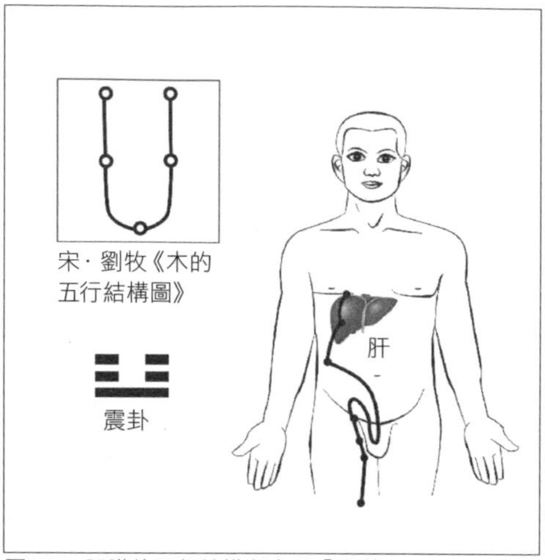

圖11-7 肝臟的五行結構與大易「震卦」

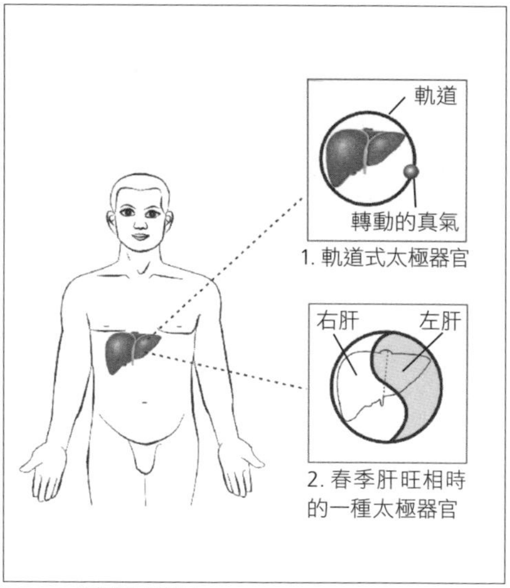

圖11-8 肝臟太極器官。

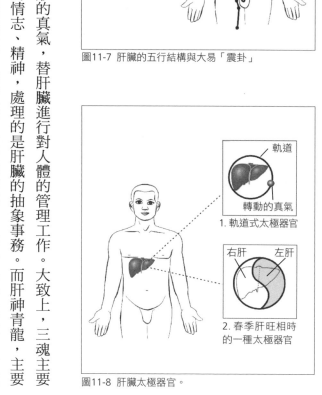

藏精於肝。」《靈樞．脈度篇》也說：「肝氣通於目，肝和則目能辨五色矣。」說明肝臟的精氣與眼睛是相通的，而眼睛也是太極器官，裡頭有陰陽運動。

肝臟經常會產藥，藥細小，如小小豆苗、靈芝。同樣的，眼睛也產藥。

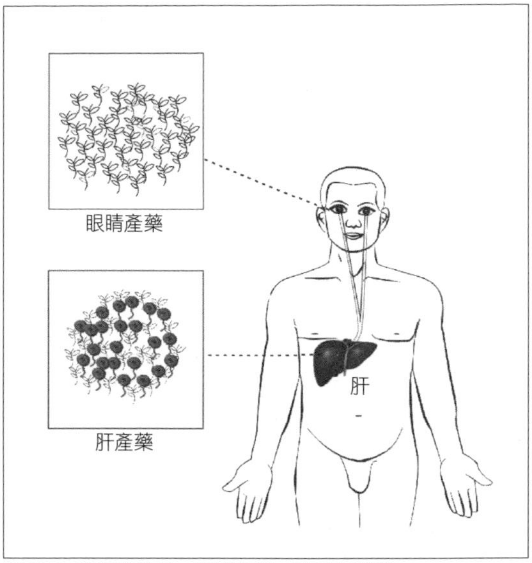

圖11-9 肝開竅於目，肝臟產藥，眼睛也產藥。

注釋

❶ 秦九韶（1208～1261年），南宋數學家，著有《數書九章》。

【卷十二】◆

脾臟——吞月吐金育萬物

脾臟在中醫，被稱為人體的「中央土」。土生萬物，放大來看，與脾相類比的土，又指地球，就是人類生活的故鄉。地球是脾土的重要真氣來源，是脾臟的母體。

胡愔《黃庭內景五臟六腑圖》記載：「脾為黃庭，亦為中主，為黃龍君也。」又說脾是「坤之氣，土之精，其色黃，其像如覆蓋，其神形如鳳。」描繪了脾臟的真形是像一隻展翅的鳳（見圖12-2），鳳是脾臟真氣的樣子。

至於脾臟的大易結構，胡愔說的是：「坤之氣，土之精。」為三陰爻結構。

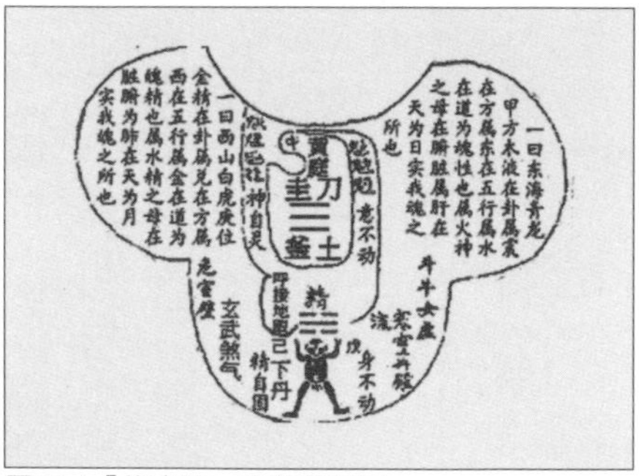

圖12-1「修真圖」中的黃庭圖。

脾主意與智

《黃帝內經》說：「脾藏意」。意思是說脾臟中藏著思想、意識。人能夠思想和意識的物質，就在脾臟之中。

這還得從河圖和洛書談起。因為脾為土，土的內數規律是「天五生土，地十成之」，土的衍生、長成數為十。在洛書和九宮圖中，「十」這個長成數，被隱去不顯。滿十進一，然後重新開始新一輪的衍生。在脾臟之中，肯定有一種被不斷衍生出來的特殊真氣，是這種思想和意識的主要載體。這種真氣，古代的中國人給取了個名字，就稱為「意」。意這種真氣，有記憶、思想、意識和信息傳輸功能。

電腦的記憶和運算，是用二進位制完成的；而河圖、洛書和九宮圖所描繪的內數的記憶和貯存——這種「意」，則是利用多種多樣的自由進位制構成的，其

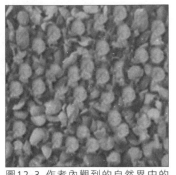

圖12-3 作者內觀到的自然界中的「意」示意圖。

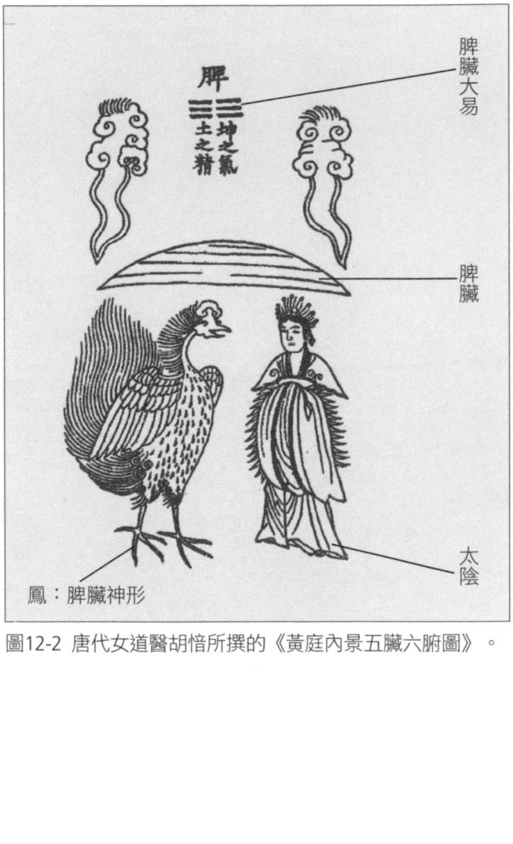

圖12-2 唐代女道醫胡愔所撰的《黃庭內景五臟六腑圖》。

中至少包括了二進位制到十進位制等多種進位制。構成這種進位制的物質，也是多種多樣的：有五行結構物質；有大易；有生成數，如河圖所示；有陰陽球態物質；有人體網絡。《黃帝內經》所提示的「意」，這種物質在人體中的記憶和計算情況，我們現在是不可想像的。「意」這種真氣，是我們所無法臆想的。

脾土在河圖、洛書及九宮圖中，全居於最中間。對人來說，脾臟就是中央，這是數學規律所確定的。由於脾藏意，東想西想多了，就會得脾胃之病，也就是說，「意」這種物質用得太多了，就會損傷「中土」，而土就是一個人自己的黨中央。

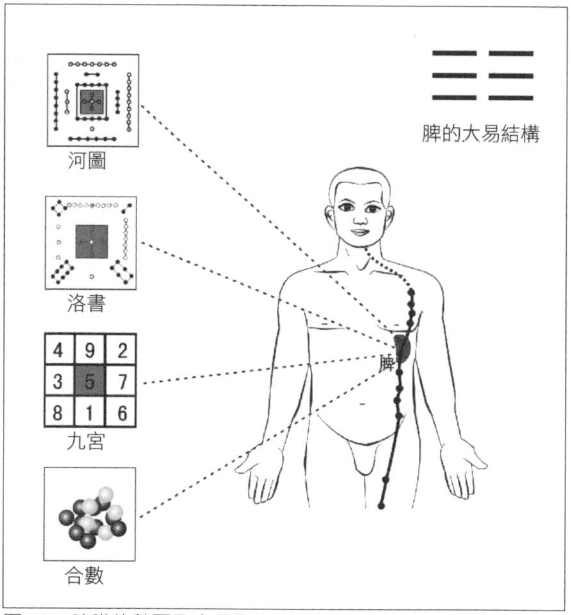

圖12-4 脾臟的數圖及大易圖。

圖12-4的第四個小圖叫「合數」。脾臟易滯，以調和為主。所以中醫教我們要養脾。脾臟的大易結構，就是中央土的大易結構。

脾臟與宇宙其他星體的互動

地球、土星、月亮、胃宿、女宿等，都是輸給脾臟真氣等物質的幾個重要星體。胃宿雖然叫「胃」，但和脾也是一家，常常直接給人體的脾臟輸送真氣。

不僅有星體給予的真氣，脾臟中也含有數種真氣，脾為太陰之臟。脾精的來源包括地球、月亮、土星、胃腑（不是胃宿）及肝臟等。

當脾臟旺相時，在內證狀態下，可觀察到脾臟太極器官的四周有球態的真氣（見圖12-5的右上小圖）。此外，脾臟產有兩種不同形狀的藥，一種是圓球形，直徑約為〇．一公分；一種呈麥片狀（見圖12-5的右下圖）。

此外，脾臟還傳藥給膽，這些藥的尺寸要小一些，因為膽小藥也小。

脾臟開竅於口，我的老師說，主要是開竅在人的嘴唇。另外，脾臟也和中央土氣相通，而中央的土氣，當然來自於地球。我有個朋友老是嘲笑中國人講地氣，笑有人光著腳

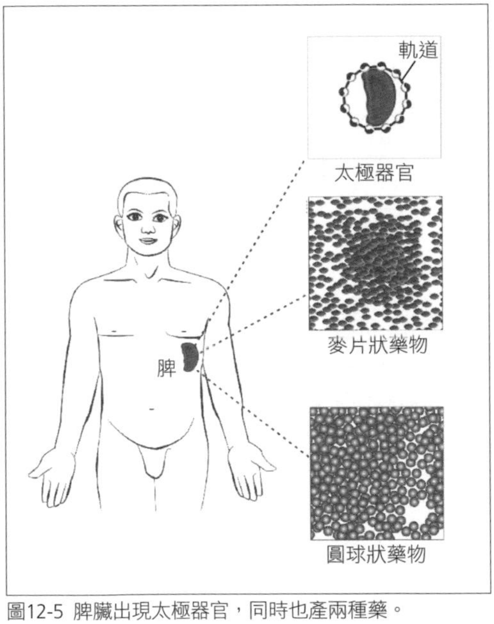

圖12-5 脾臟出現太極器官，同時也產兩種藥。

表12-1 與脾臟有關的星宿

所屬星群	星名
七政	土星、地球
西方七宿	胃宿
北方七宿	女宿

也不見得納了多少地氣。但實際上，不論你是否光著腳，地球的真氣都會自然地進入你的身體。想不想是你的事，進不進你的身體則是地球的事。

脾臟給肺臟傳氣，這可以用「土生金」來解釋。脾屬土，而肺屬金。心則傳氣給脾，這是否就是中醫所講的「火生土」？心為火，而脾為土。

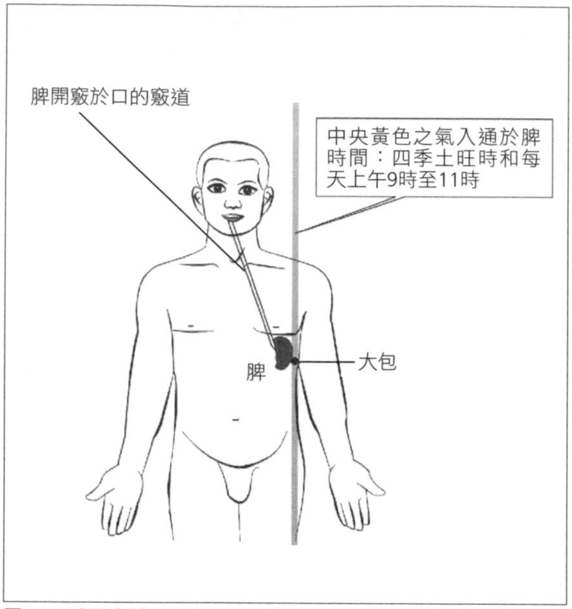

圖12-7 脾開竅於口，也與地球的土氣相通。

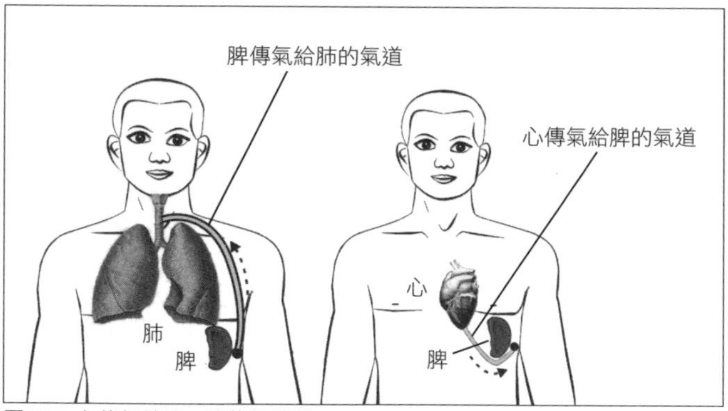

圖12-8 心傳氣給脾；脾傳氣給肺。

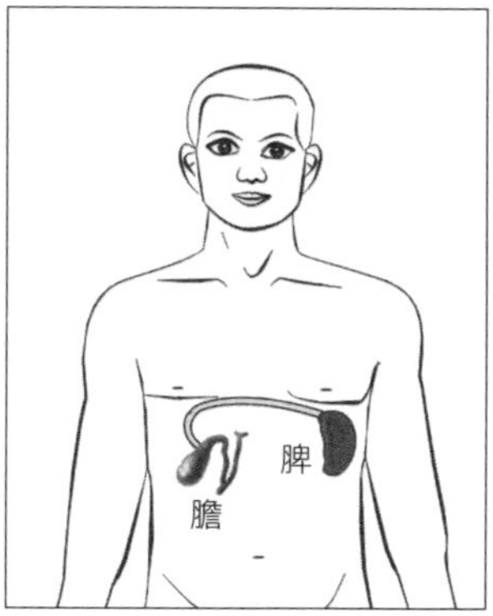

圖12-6 脾臟傳藥給膽，兩個臟器之間有條管道銜接。

1

我的觀察筆記

脾臟旺相

觀察時間：二〇〇八年農曆三月十二日上午起

脾藏旺相於每季的最後十八天及農曆六月。下面這是筆者對脾臟旺相的一段觀察記錄。我在當天上午觀察到脾經旺相，特別是脾經和心臟接近的一段。後來連續三天，天天如此。

如圖所示，在雙手食指所標出的穴位一帶，在脾經旺相時也特別旺相。開始觀察到這種現象時，我並不以爲意，但連續數天，一直到二〇〇八年的農曆三月十四日晚上，才猛然想到此一現象正是《黃帝內經》所講的脾旺於每季的最後十八天（脾臟還旺於農曆六月）。查了農曆才發現，二〇〇八年戊子年三月共有二十九天，如果以《黃帝內經》上的旺於每季最後十八天來計算，三月十二日恰好是二〇〇八年春季最後一個月倒數十八天的第一天。怪不得脾臟會於此時旺相，讓人感覺到脾臟和脾經發癢。寫到這裡，我內心深處不由得泛起多年來經常感嘆的一句話：祖宗不吾欺也。

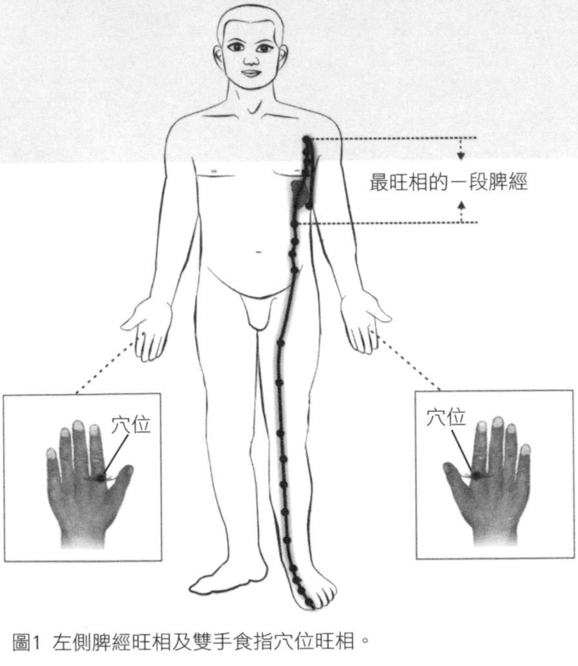

圖1 左側脾經旺相及雙手食指穴位旺相。

2

脾臟旺相於每季的最後十八天，依照農曆日子，恰巧每一季的旺相都要經過農曆十二、十三、十四、十五、十六這幾天。這些日子全是一月中的好日子，月兒圓，大地一片銀光，土木和合，生命在感受圓滿的宇宙運動。

3

在農曆三月十五日晚上，還觀察到脾臟納月亮的太陰眞氣現象。此時脾臟出現前所未有的旺相，月的眞氣是立體的，且凝聚成一團，在脾臟中間散發著銀色光輝，這是極濃厚的太陰眞氣。圖2脾臟最中間的是滿月的眞氣，四周還出現太陰眞氣的銀青色光暈。月亮是太陰之氣的標準。這樣的太陰之氣，實在少見。

生命和宇宙的運動，實在是不可思議。脾臟每季最後十八天運動一次，就是爲了與月同輝？就是爲了納月亮的太陰之眞氣？

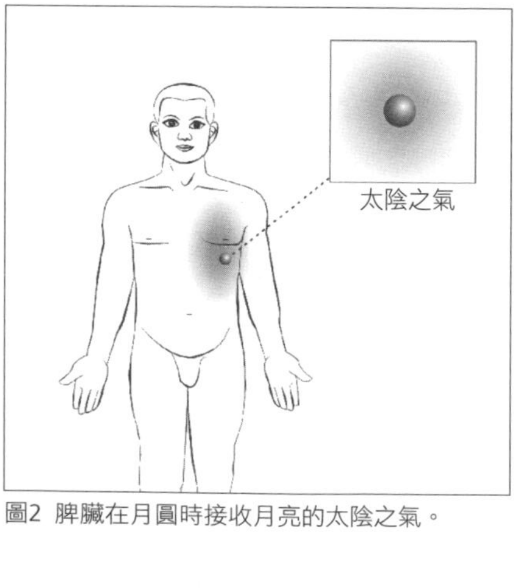

圖2 脾臟在月圓時接收月亮的太陰之氣。

4

接下來五天，反過來是右邊脾經旺相，如圖3所示。右側脾經旺相時，我觀察到右眼中出現太極器官。這個太極器官有三圈，圓圈上有多個眞氣凝聚的小眞氣球。畫出來後，美得像一幅超現實主義的畫（見圖3右下小圖）。

5

接下來，是左邊脾經旺相持續約五天。接著是右邊脾經旺相持續三天。再下來，輪到左邊脾經旺相。在這個過程中，脾臟的旺相漸漸緩和了下來。最旺相的時間，還是月圓時的那幾天。

6

在脾臟旺相的這十八天中，人的消化會特別正常、特別好，放屁多，大便量也多，且極爲規律，大便形狀也較好，甚至一天會大便兩到三次。這也是平常少有的現象。脾臟這樣的旺相，在平時是觀察不到的。這樣的現象，雖然還太過簡單，但也足以說明脾臟旺相於每季最後十八天的說法，是眞實不虛的。

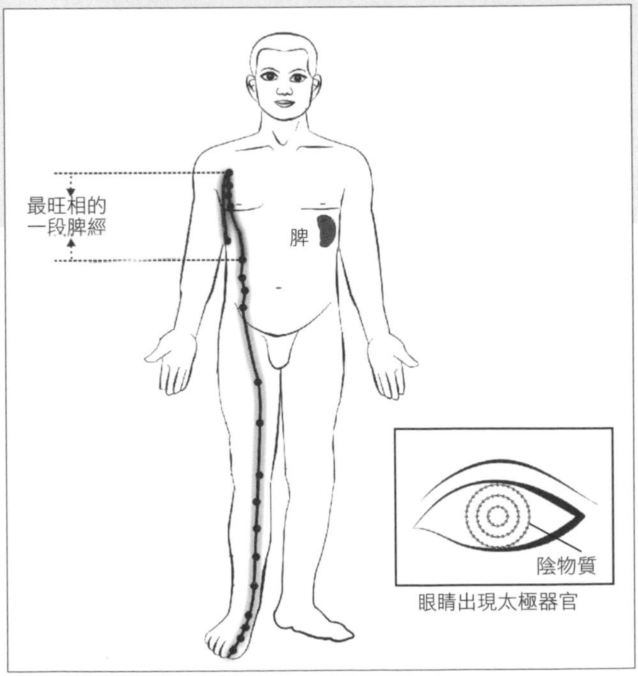

圖3 右側脾經旺相。

【卷十三】◆

肺臟——唱徹雲天的純潔

以宇宙的廣大浩遠來講，遙遠的西方七宿，可以說是肺臟的母親和搖籃，西方七宿和金星等一起哺育著我們的肺。宇宙中星宿對人類的哺育，是不可想像、不可思議、也不可替代的。

秋天，是肺臟的盛會。西方七宿傳達的真氣，是肺臟最大的寶藏。

肺臟中的真氣神形，為一頭白虎的樣子。肺臟貯藏西方的白色金氣，肺臟真氣的神形和西方七宿真氣的神形，是同一個樣子。

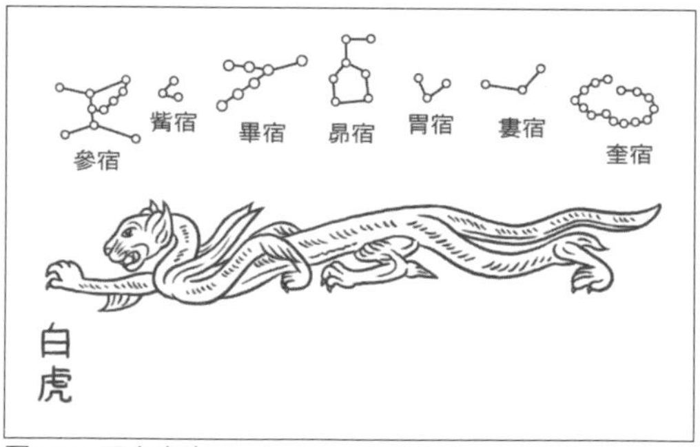

圖13-1 西方七宿。

西方七宿不只是為肺臟輸送真氣、交換陰陽。其中的各個星宿也和其他人體臟器有關聯，例如婁宿和膽、胃宿射胃、參宿補腎、昴宿照肝等等。西方七宿所有的這些工作，都有助於肺臟在秋天的大旺相。不是這樣齊心協力的工作，不可能有肺臟的大旺相。

協調眾多星宿為人的肺臟工作的，當然是屬於七政中的金星。七政，是天上執政黨的七個領袖，各有分管，各司其職。

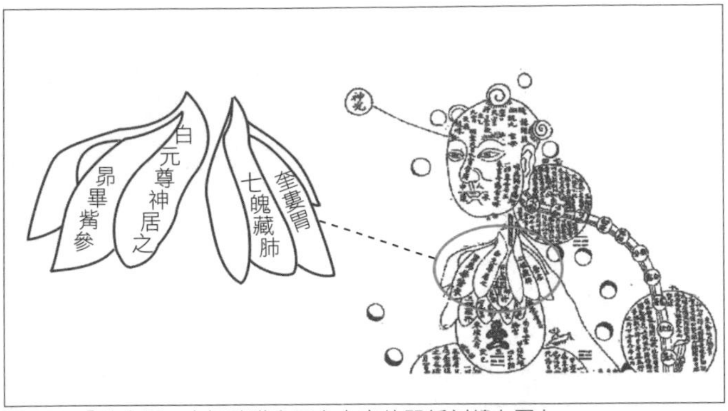

圖13-2 「修真圖」中把肺臟和西方七宿的關係刻鏤在圖上。

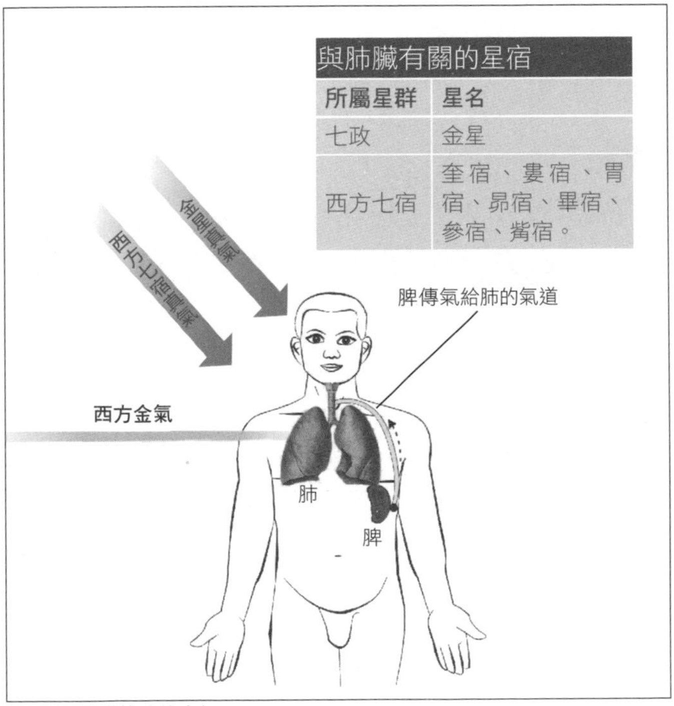

與肺臟有關的星宿

所屬星群	星名
七政	金星
西方七宿	奎宿、婁宿、胃宿、昴宿、畢宿、參宿、觜宿。

圖13-3 肺臟接收的真氣。

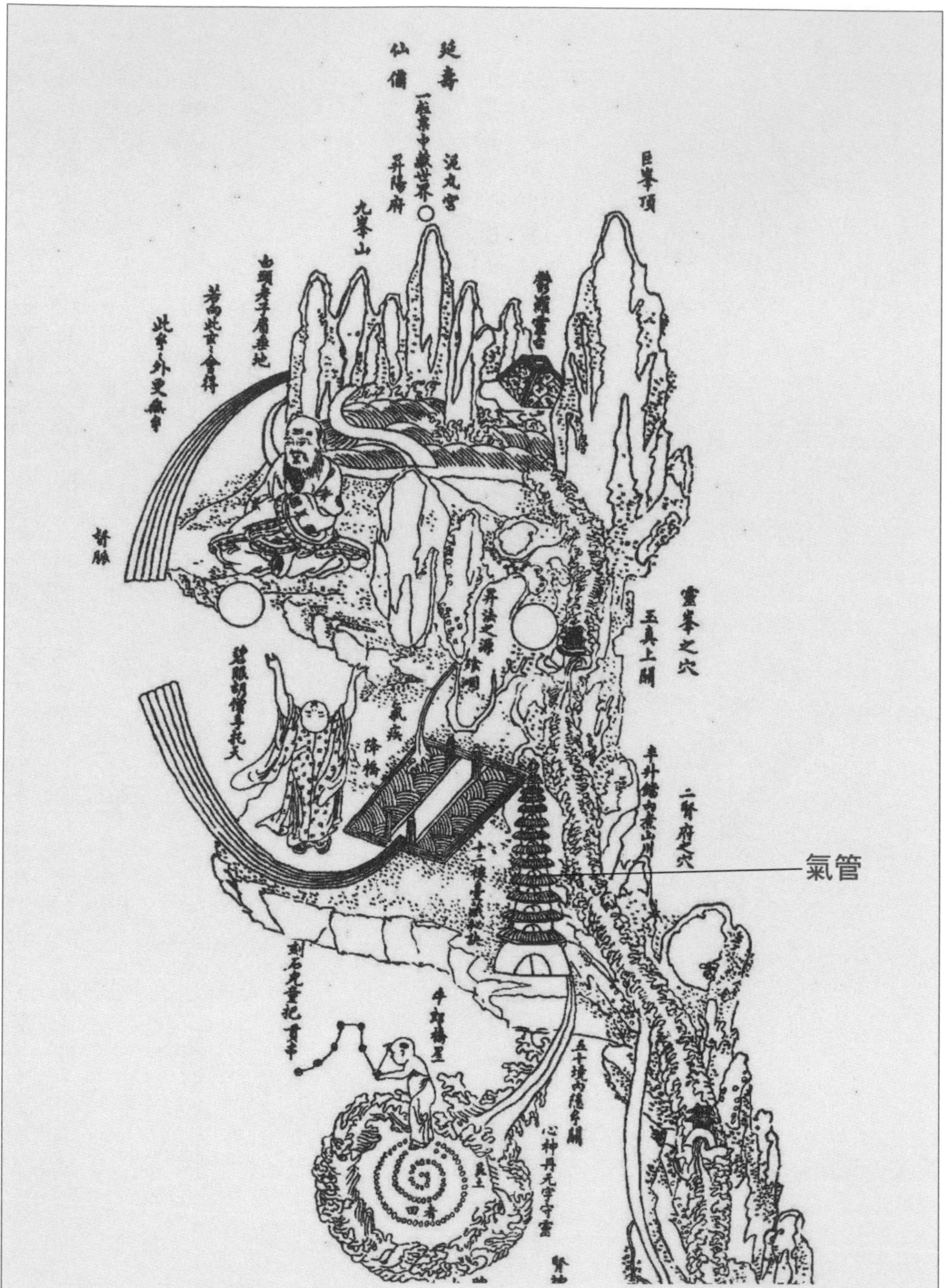

圖13-4 「內經圖」中描繪的肺臟。

在人體內，脾臟經常傳輸真氣給肺臟。在人體外，為肺輸送真氣的，除了西方七宿和金星外，還有西方金氣。西方金氣的旺相在秋天，是五氣之一。肺臟的金氣，純潔雪白如女宿之光。

胡愔的觀察水準，後人很難企及。在她所畫的圖13-5中，中間有頭白虎，這是肺臟真氣的樣子。右邊的七個玉童，代表七魄。左邊的十四名玉女，代表的是什麼，目前還不清楚。上面畫的是肺臟的肉體，樣子像個華蓋；華蓋左右是西方金氣。最上面還繪著肺臟的大易結構。她說，這是「兌之氣，金之精。」原文是：「夫肺者，兌之氣，金之精，其色白，其象如懸磬，其神如白獸。肺生魄，化為玉童，長

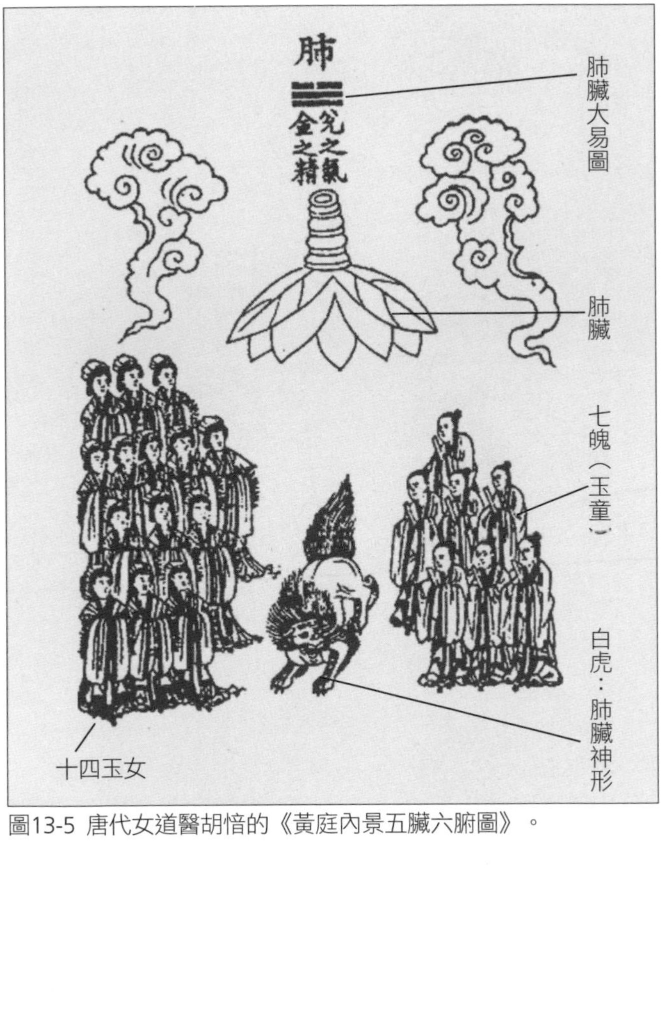

肺
兌之氣
金之精
肺臟大易圖
肺臟
七魄（玉童）
白虎：肺臟神形
十四玉女

圖13-5 唐代女道醫胡愔的《黃庭內景五臟六腑圖》。

七寸，持杖往來於肺臟。」

肺臟五行屬金，因此肺臟的衍生物質為「地四」，肺臟的生成物質則為「天九」。有個詞叫「金聲玉振」，就像肺金的聲音細利高亢，很少有人能唱那麼高。肺臟就像一張光碟或電腦上的音效卡和喇叭，為我們播放著這種「無」的音樂，細細返聽天籟，總能聽到它的反覆吟唱。肺臟的大易結構，則是「兌」這種大易物質，旺相在秋天。

肺藏於右

《黃帝內經》說：「肺藏於右」，說的是肺臟的功能、機理、旺相主要是在人體的右邊，偏右肺這一塊無物質空間。而肺臟的左邊及左肺這一塊無物質空間，主要是心臟

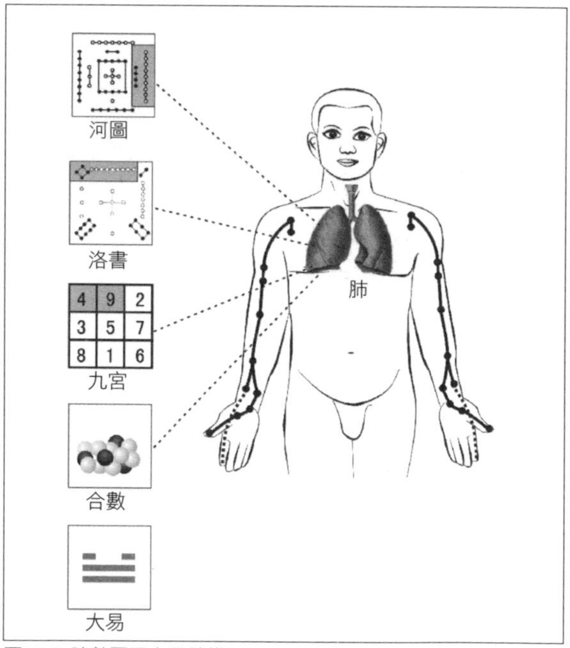

圖13-6 肺數圖及大易結構。

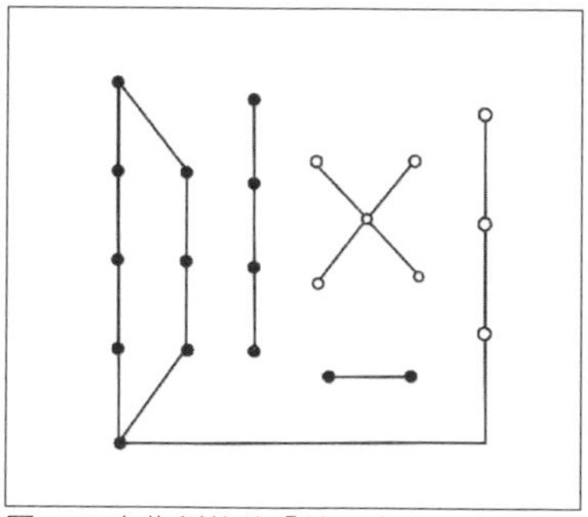
圖13-7 宋代劉牧的「地四右生天九圖」。

占用了。心偏於左，並且在心臟的正上方及左上方有三個小區域，全是心臟的真氣運動區。所以，肺臟就只能藏於右了。

宋代劉牧的「地四右生天九圖」，仍然是在內數層次，描述肺臟的長成數「天九」，位於右側。八個黑圈及三個白圈相連，表示的是「天三生木，地八成之」，土生金。

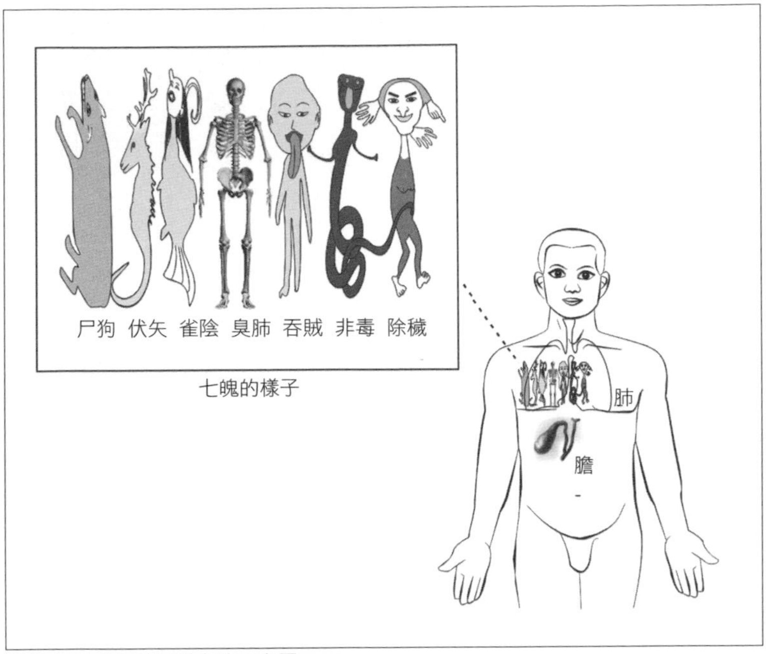

圖13-8 內觀下的肺臟七魄示意圖。

體檢時，為了測定我們的肺活量（肺臟中的氣有多大力量），有時會讓我們吹氣。但是中醫不是這樣簡單看肺臟的，《黃帝內經》提到肺臟中有七魄。七魄就是七種細分的真氣，這七種功用細分的真氣，各自有自己的形狀，每個都是奇形怪狀，七魄聚集在一起，就好像在開一個以醜八怪為主題的化裝舞會。七魄這七種真氣的樣子，真是酷呆了。

七魄是指七種欲望與功能，既代表了肺臟的特殊能力，也代表了我們過分的妄想。七魄這七種真氣的樣子，也大都聚集在肺臟右邊。肺臟最重要的特點之一是肺藏魄，這魄也藏在偏右之處。《黃帝內經》說「肺藏於右」，是我們祖先真實的觀察記錄。

這七魄的名字，分別是尸狗、伏矢、雀陰、吞賊、非毒、除穢和臭肺。看看七魄的名字，也就不難明白，七魄不只是傳輸真氣到身體各處，也在為我們的生命進行洗滌，是生命的清潔工、垃圾處理工。

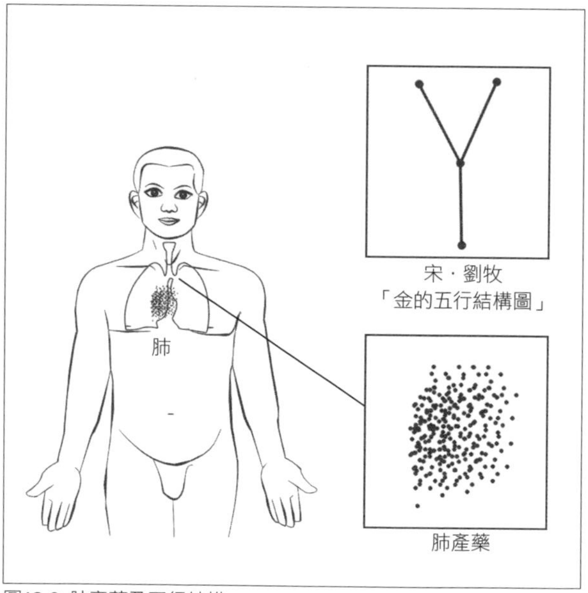

圖13-9 肺產藥及五行結構。

當然，肺臟本身也產藥，藥也是產在右肺。肺臟生產的藥很小，大小如小米。同樣的，肺臟也有「五行結構物質」。另外，肺臟和肺經在早上三點開始運作啟動時，也多由膽經等從右肺開始啟動肺臟。心臟和肺臟經常一體化運動。

《黃帝內經》一句「肺藏於右」，實際上概括了很多內證觀察下的肺臟運動現象。《黃帝內經》是高度凝煉的內證結論，也是中醫長期實踐的結果。

肺開竅於鼻

肺開竅於鼻，鼻是肺臟的門戶、呼吸的通道。圖13-10是關於鼻開關穴的示意圖。內證觀察到右鼻開關穴，先是旋轉，接著左鼻孔開始吸氣呼氣，右鼻孔不呼吸。筆者不只一次地觀察到類似現象。記憶所及，我曾經看到相關資料，提到人的左右鼻孔，呼吸是有一定規律的，看來確實如此。只是我尚未弄清楚這個規律。「鼻開關穴」一名，只是個暫用名稱，以方便區別。

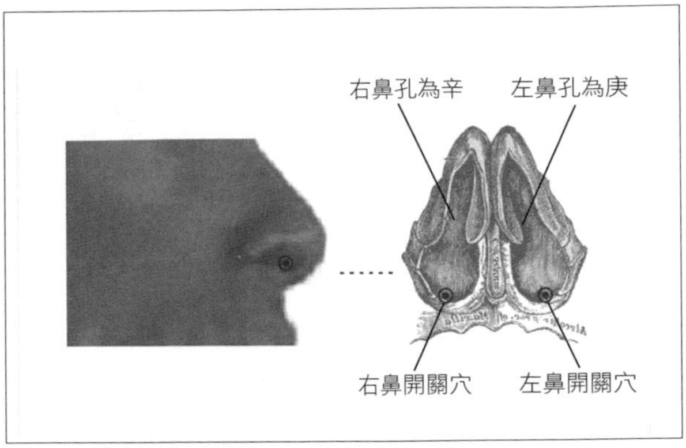

圖13-10 鼻開關穴示意圖。

【卷十四】◈ 腎臟——通達宇宙的生命之門

北方七宿在冬天旺相，人的腎臟也服從宇宙大自然的大規律，在冬天旺相，是為腎臟的大旺相。北方七宿是人的腎水大旺相的主宰，北方七宿的真氣，會形成一個龜蛇交纏的形象，在北天上顯現。

腎臟與星宿的互動

腎臟中的真氣是黑色，腎臟真氣旺相時，有時會呈現出一隻雙頭鹿的樣子（見圖14-2）。上文我們曾經提過，北方七宿的真氣會形成四靈中龜蛇的樣子。在冬

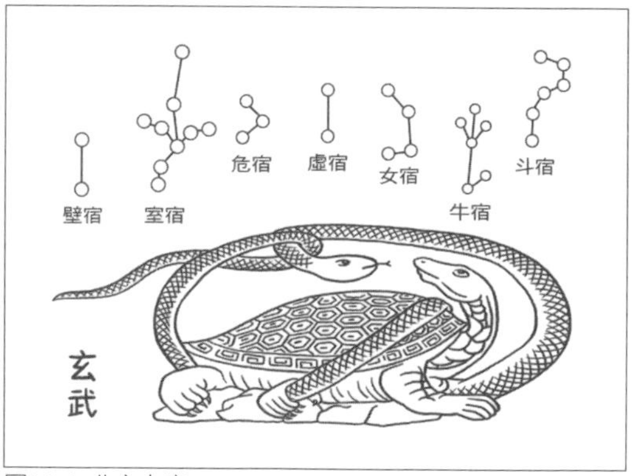

圖14-1 北方七宿。

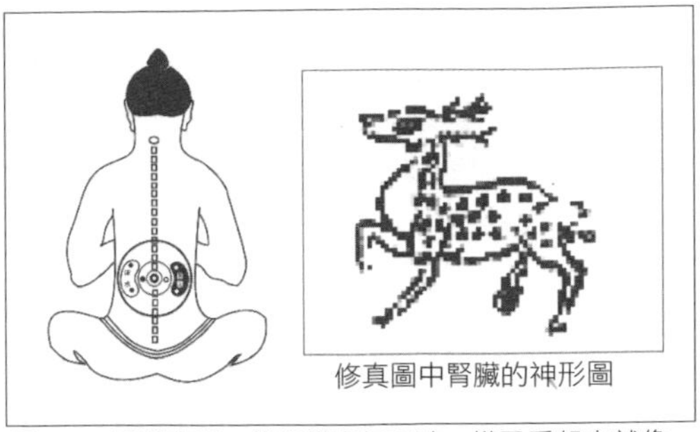

圖14-2 腎臟真形，當腎臟真氣旺時，樣子看起來就像一頭雙頭鹿。

天當腎臟大旺相時，腎臟的真氣也會與北方七宿相應，在腎臟中形成龜蛇交纏的樣子。其實，這只是人體中的真氣和北方七宿的真氣氣交的結果。《黃帝內經》中已有「氣交」這個專用的辭彙及概念，而不是我們隨便發明出來的。

除了北方七宿外，和腎臟交流真氣的星宿，還有胃宿、參宿、水星、軫宿等（見表14-1）。唐代女道醫胡愔在所畫的圖中也同樣描繪了她對腎臟的觀察結果。在她的畫中，腎臟中的真氣形態也像一隻雙頭小鹿（見圖14-3）。

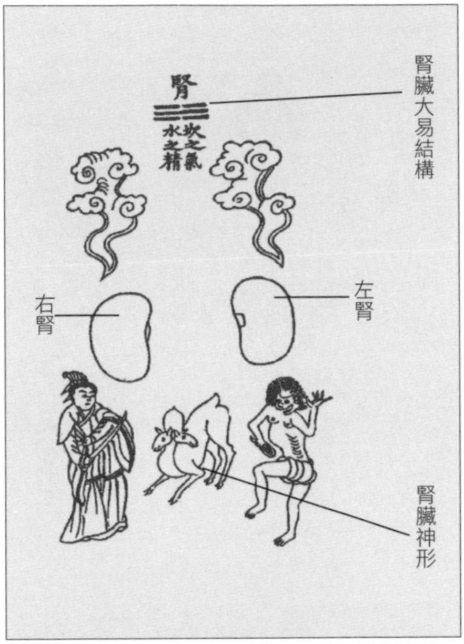

圖14-3 唐代女道醫胡愔的《黃庭內景五臟六腑圖》。

表14-1 與腎臟有關的星體

所屬星群	星名
七政	水星
北方七宿	斗宿、牛宿、女宿、虛宿、危宿、室宿、壁宿
西方七宿	參宿、胃宿
南方七宿	軫宿

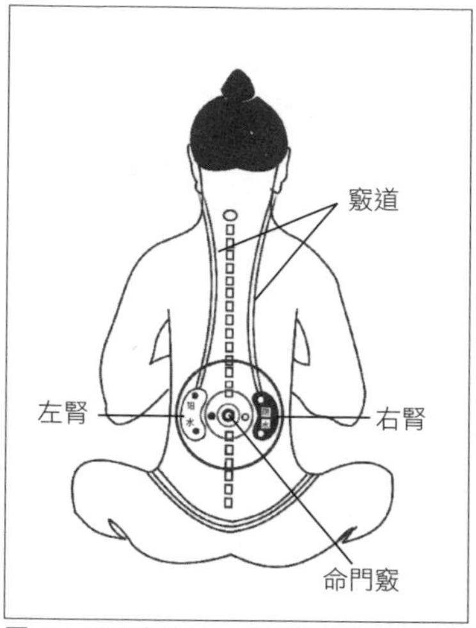

圖14-5 腎開竅於耳，腎臟與耳朵有竅道相連。

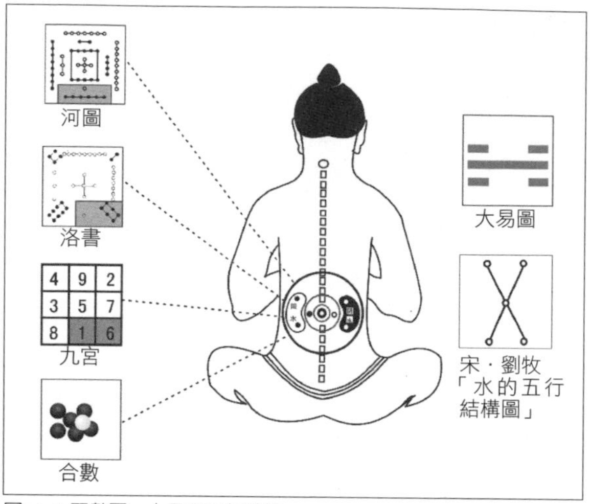

圖14-4 腎數圖、大易及五行結構。

圖中還有一個黑色的鬼怪，代表黑色的腎水（象徵腎陽），這個鬼還手舞足蹈呢！左邊的仙女就象徵腎陰。歷代中醫認為，人的兩腎，一屬陽一屬陰。

腎臟的大易結構為坎卦屬水，胡愔她是這樣說的：「夫腎者，坎之氣，水之精，其色黑，其象如懸石，其神形如鹿兩頭，主智，化為玉童，長一尺也。」腎臟中藏著生命之精。坎卦為水，人體中腎水的重要性同樣也要排在第一位。

在河圖、洛書中，水是最早衍生和長成的物質系列。天一生水，地六成之。宇宙中的一個陽物衍生而出，地球上的六個陰物與其聚合，形成了水。腎為水藏。

宋代劉牧也有圖呈現存在於腎臟中的「五行結構物質」（見圖14-4），它在腎臟系統運動，是維持生命的重要器官，發揮著重要的作用。

中醫古籍中，對腎與耳的關係多有闡述，比如腎主耳、腎開竅於耳，腎氣通於耳等。腎開竅於耳，是指腎臟和耳有竅道相連接（見圖14-5）。

此外，《備急千金要方》還提到：「左耳丙，右耳丁。」這是古代對耳的分類。確實，就無物質結構層次來說，左右耳是不一樣的。

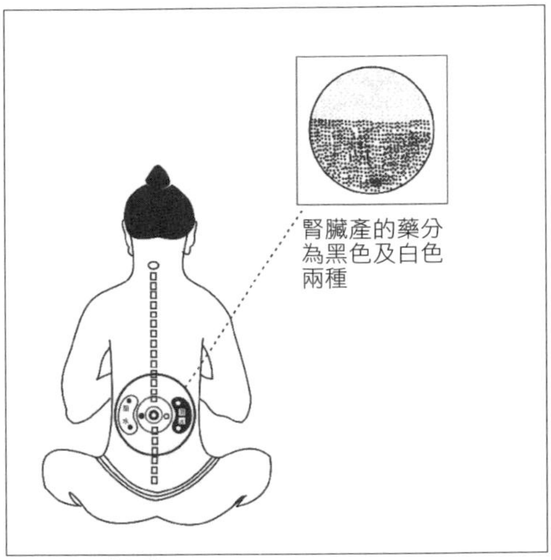

圖14-6 腎臟產藥。

腎臟產藥和其他器官不一樣。腎臟產的藥，一半是陽，一半是陰，而以陰藥居多。這藥其實就是精。

命門觀察

命門，是中醫觀察到的一個人體中極為特殊的無物質結構性器官。在內證觀察下，命門是真實存在的東西。按性命之學來分類，把人體分為性和命兩部分。這兩部分各有一個命門，人體中就有了兩個命門。

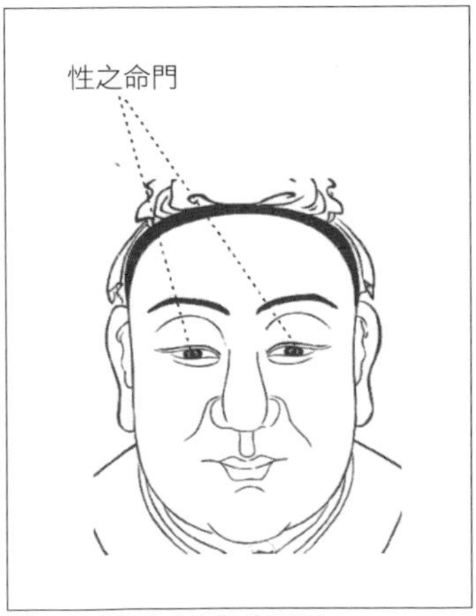

圖14-7《黃帝內經》命門圖。

《黃帝內經》說：「命門者，目也。」認為雙眼為命門，意思是說眼睛是性命之學中「性」這一部分生命的命門，也是人的生命中最重要的命門，是元神的命門，我們可以暫時命名為「上命門」。

中醫裡頭還存在著一個命門，那就是性命之學中屬於「命」這一部分的命門。這是人體下面的命門，位置在腎臟部位，腎臟是這個「下命門」的主要構成部分。這個命門仍然是無物質構成的生命器官。

圖14-8是「修真圖」中所繪的命門圖。「修真圖」中的命門圖畫得特別詳細，可以說前所未有。在此認為「左玄腎門」、「右牝命門」，提出了腎臟命門可分為兩部分的看法，即左為腎門，為陽；右為命門，屬陰。這樣的分法，肯定有其更高水準的觀察依據。如《難經》所載：「腎兩者，皆非腎也，其左者為腎，右者為命門。」

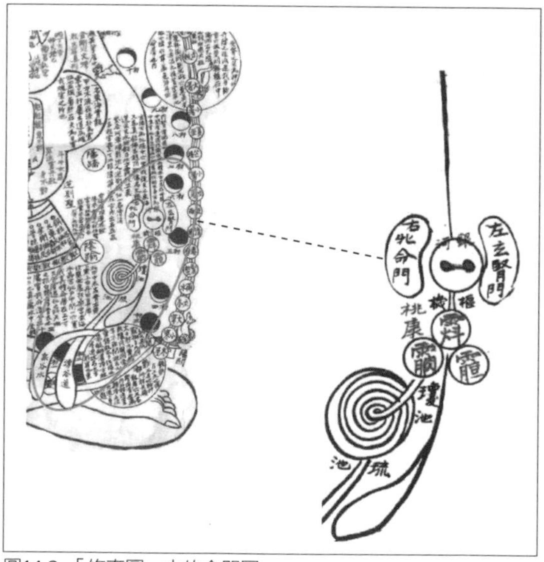

圖14-8 「修真圖」中的命門圖。

「修真圖」指出，命門中間一穴，在肉體產生前就有了，稱為「命門竅」。此一大穴位的左右還有兩個小

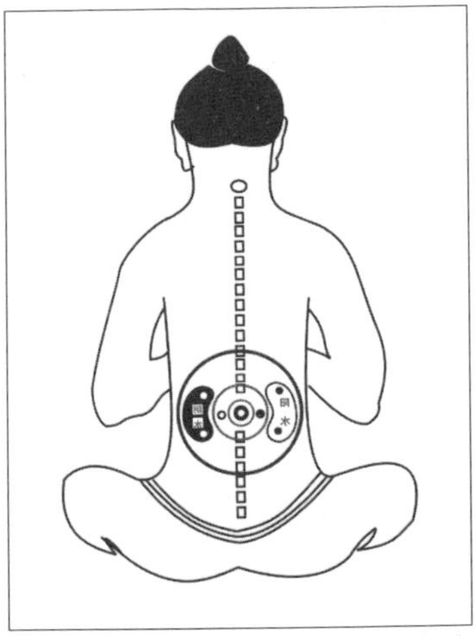

圖14-9 明代中醫趙獻可認為左腎為陰水、右腎為陽水，且命門位於兩腎之間。

竅，左邊者為陽，右邊者為陰。

另外，在命門圖的最上面，還寫著「銀河」兩個字。古代人心目中的銀河，其實是整個宇宙的意思。在觀察中也曾注意到命門與銀河星漢的真氣有特殊關聯，看來我們和古代先聖的觀察，都有相同的地方。先聖們早在我們學習之前，就已經內證過了。

明代著名中醫趙獻可❶在《醫貫》中提出：「命門在人身中，對臍附脊骨，自上數下，則為十四椎，自下數上則為七椎。」圖14-9即趙獻可的「命門圖」，這個圖以左為陰水，右為陽水。中間一竅為命門，命門竅右邊的暗竅，趙獻可認為是相火，左邊的暗竅是真水。

筆者認為命門圖當以「修真圖」中的命門圖為標準。但在命門的旺相運動中，實際情況卻比先聖所繪的圖要更加複雜。命門是結構複雜、動態的運動器官，會隨條件而變化其真氣運行方式。所以，在圖14-10中，筆者如實繪出運動中的命門一個經常會有的複雜情況。

- 腎臟的四個穴位：左右腎臟各有兩個穴位，一上一下，共有四個穴位。左腎上穴、左腎下穴、右腎上穴、右腎下穴。
- 命門竅：最中間的竅位，暫時命名為命門竅。
- 命門左竅和命門右竅：命門竅左右兩邊的小竅，左小竅為陽，右小竅為陰。暫時命名為命門左竅及命門右竅。

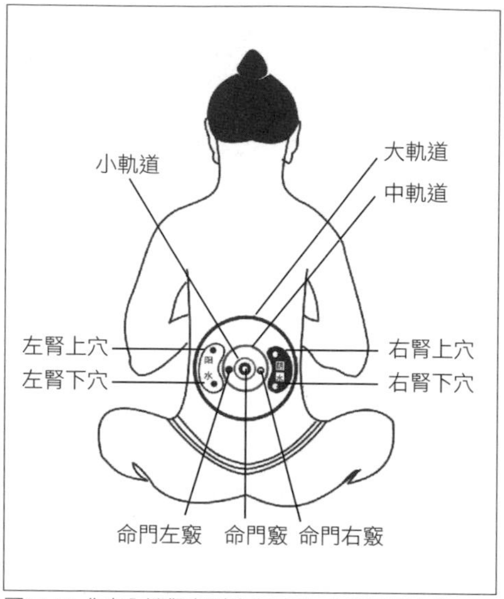

圖14-10 作者內證觀察到的命門圖，包括四個穴位。

圖14-11是筆者在冬天的冬至時節，意外觀察到的命門一陽生現象。而圖14-12則是在冬天北方七宿旺相時，筆者另外觀察到的一個現象：命門中的二十四節氣與二十四星宿值日現象。

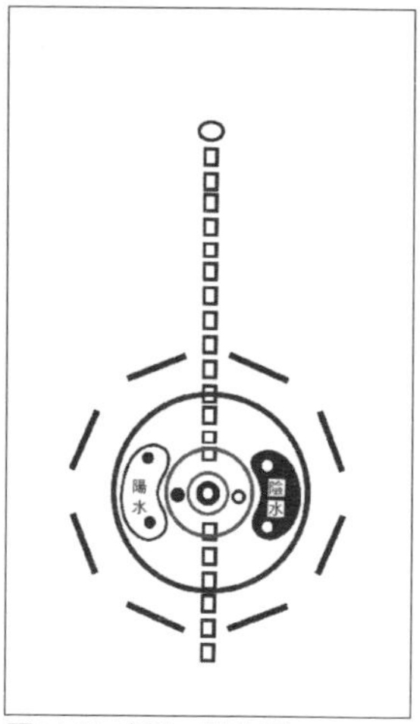
圖14-11 命門一陽生圖。

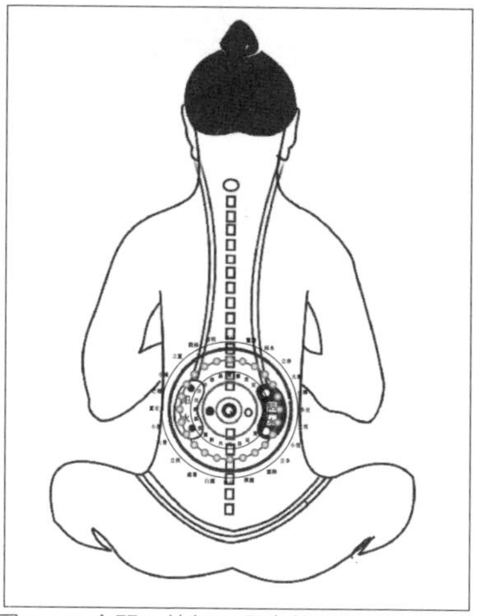
圖14-12 命門24節氣24星宿值日圖。

注釋

❶ 趙獻可，明末著名醫學家，生卒年不詳，自號醫巫閭子。醫德高尚，往來民間，治病不計禮酬，醫學著作有《醫貫》、《內經鈔》、《素問鈔》、《經絡考》、《正脈論》、《二體一例》等。

命門二十四節氣與二十四星宿值日圖

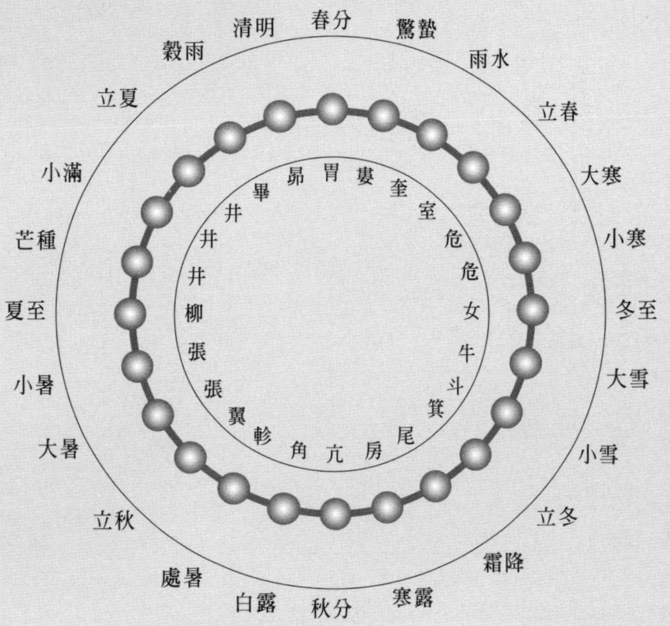

夏曆十一子月：星紀，初斗十二度，大雪。牽牛初，冬至。終於婺女七度。
夏曆十二丑月：玄枵，初婺女八度，小寒。危初，大寒。終於危十五度。
夏曆正寅月：諏訾，初危十六度，立春。 營室十四度，雨水。終於奎四度。
夏曆二卯月：降婁，初奎五度，驚蟄。婁四度，春分。 終於胃六度。
夏曆三辰月：大梁，初胃七度，清明。昴八度，穀雨，商終於畢十一度
夏曆四巳月：實沈、初畢十二度，立夏。井初，小滿。終於井十五度。
夏曆五午月：鶉首，初井十六度，芒種。井三十一度，夏至。終於柳八度。
夏曆六未月：鶉火，初柳九度，小暑。 張三度，大暑。終於張十七度。
夏曆七申月：鶉尾，初張十八度，立秋。翼十五度，處暑。終於軫十一度。
夏曆八酉月：壽星，初軫十二度，白露。角十度，秋分。終於氐四度。
夏曆九戌月：大火，初氐五度，寒露。房五度，霜降。終於尾九度。
夏曆十亥月：析木，初尾十度，立冬。箕七度，小雪。終於斗十一度。

上圖中的文字，摘自《漢書．律曆志》。

我們的祖先，把命門叫「命門」，不僅僅是因為命門能夠產生生命需要的重要生命物質——精，而且是因為命門能夠與宇宙直接在極高的水準上交換真氣和信息。宇宙是人生命的最終決定者，而命門是與宇宙直接溝通的器官，是最重要的真氣往來通道之一，通於自然大道，所以叫作命門，是生命和宇宙直接相連的大門。

國家圖書館出版品預行編目資料

人體內證觀察筆記．上冊，臟腑觀察篇 / 長安無名氏著．-- 二版．-- 臺北市：橡實文化出版：大雁出版基地發行，2023.03
240 面；17 ×22.5 公分
ISBN 978-626-7085-94-3(平裝)

1.CST: 中醫 2.CST: 人體生理學 3.CST: 臟腑

413.16　　112002439

BH0008R

人體內證觀察筆記㊤臟腑觀察篇

作　　者　長安無名氏
責任編輯　于芝峰
執行主編　莊雪珠
版面構成　舞陽美術・張淑珍
封面設計　A⁺DESIGN 鄭宇斌
校　　對　莊雪珠、魏秋綢

發 行 人　蘇拾平
總 編 輯　于芝峰
副總編輯　田哲榮
業務發行　王綬晨、邱紹溢
行銷企劃　陳詩婷
出　　版　橡實文化 ACORN Publishing
臺北市 105 松山區復興北路 333 號 11 樓之 4
電話：（02）2718-2001　傳真：（02）2719-1308
E-mail 信箱：acorn@andbooks.com.tw
網址：www.acornbooks.com.tw

發　　行　大雁出版基地
臺北市 105 松山區復興北路 333 號 11 樓之 4
電話：（02）2718-2001　傳真：（02）2718-1258
讀者服務信箱：andbooks@andbooks.com.tw
劃撥帳號：19983379　戶名：大雁文化事業股份有限公司

印　　刷　中原造像股份有限公司
二版一刷　2023 年 3 月
定　　價　420 元
I S B N　978-626-7085-94-3